エキスパートが語る
医療従事者・ネイリストが知っておくべき
爪のケア・治療

編集
福田 知雄
埼玉医科大学総合医療センター皮膚科 教授

秀潤社　Gakken

執筆者一覧

編集　　　　　福田　知雄　埼玉医科大学総合医療センター皮膚科

執筆者（執筆順）　福田　知雄　埼玉医科大学総合医療センター皮膚科

高山かおる　埼玉県済生会川口総合病院皮膚科

萩原　直見　株式会社 Future Nail 代表取締役 / Future Nail School 校長 / Future Nail Salon 主宰

岡村理栄子　岡村皮フ科医院

吉本　錠司　足の健康管理 和功堂 代表

仲　　　弥　仲皮フ科クリニック

齋藤　昌孝　慶應義塾大学医学部皮膚科

寺木　祐一　埼玉医科大学総合医療センター皮膚科

須山　孝雪　獨協医科大学埼玉医療センター皮膚科

大原　國章　赤坂虎の門クリニック

東　　禹彦　東皮フ科医院

はじめに

　このたび、「エキスパートが語る医療従事者・ネイリストが知っておくべき爪のケア・治療」を上梓させていただくことになりました．本書は、「皮膚科医が知っておくべき爪のケアと治療」（Visual Dermatology 2017 年 6 月号）を基に、最新情報などを加筆・一部修正して、医師だけではなく看護師やネイリストの皆様にも役立つ内容となるように工夫しました．本書は、今まであまりなかった「爪のメディカルケア・コスメティックケア」に焦点を当て、爪を扱う人が土台として身につけておくべき知識（爪の基本、健康な爪と病気の爪の違い）、押さえておくべき代表的爪疾患の解説とともに、医学的なネイルケア、コスメティックネイルケアとその障害（おしゃれ障害）について学べる教書となっています．

　爪のよい状態を保つためには、爪の適切なケアを学ばなければなりません．それがメディカルネイルケアとコスメティックネイルケアです．爪の切り方一つとっても、正しく切らなければ爪が傷みます．綺麗にするためのコスメティックネイルケアも、正しく行わなければトラブルをひきおこします．爪を扱う立場にある人には、ぜひ正しい爪のケアを学んでもらいたいと思います．

　爪は指先、口唇、耳朶などとともに血管が皮膚のすぐ下にあるため、血流、血液のトラブルをみつけやすい場所です．また、爪は栄養状態、生活習慣、疾患の影響を受けて形状が変わり、伸びが悪くなるなどの変化を示します．とくに心臓、肺、肝臓、腎臓などの疾患による爪の変化には特徴的なものがあり、まさに爪は己の健康状態を映し出す鏡と言えます．

　この教書の作成にあたっては、爪に関わる各分野のエキスパートの先生にご協力を賜り、それぞれの知識を語っていただきました．爪の基礎知識は私が担当し、爪のケアの実際については医療の立場から埼玉県済生会川口総合病院皮膚科部長の高山かおる先生に、美容の立場から Future Nail School 校長の萩原直見先生に、また、爪の美容障害に関しては、この分野に造詣の深い岡村皮フ科医院院長の岡村理栄子先生に解説をお願いしました．

　その他、トラブルを避けるための靴選びといった実践的なテーマも足の健康管理 和功堂代表の吉本錠司先生に取り上げていただきました．爪疾患では、難治な爪疾患のうち注目度の高い爪真菌症、陥入爪、乾癬の爪、抗癌剤による爪障害、爪甲色素線条とメラノーマ、さらに、疾患ではありませんが悩むことの多い「爪の病理のみかた」の 6 つにテーマを絞り、仲皮フ科クリニック院長の仲 弥先生、慶應義塾大学医学部皮膚科講師の齋藤昌孝先生、埼玉医科大学総合医療センター皮膚科准教授の寺木祐一先生、獨協医科大学埼玉医療センター准教授の須山孝雪先生、元虎の門病院皮膚科部長（現 赤坂虎の門クリニック）の大原國章先生、東皮フ科医院院長の東 禹彦先生に解説をしていただきました．

　本書が皆様の知識向上に少しでもお役に立てると幸いです．

2020 年 3 月

埼玉医科大学総合医療センター 皮膚科

福田知雄

目 次

Part 2. エキスパートが語る，難治な爪の診断と治療

本書は月刊 Visual Dermatology 2017年6月号（Vol.16，No.6）特集
「皮膚科医が知っておくべき爪のケアと治療」に最新の情報等を加え，単行本用に再編集したものです．

総論 土台として身につけておくべき爪の知識

福田　知雄

ここがポイント！

① 爪部の各名称と役割を覚え，正常な爪の形成を理解する．
② 年齢，生活習慣，基礎疾患など，爪に影響を与える因子はきわめて多い．
③ 先入観をもたず，鑑別診断としてさまざまな可能性を考える．
④ 爪疾患の分類は，外傷性，炎症性，感染症，腫瘍性に分けると理解しやすい．

はじめに

　爪各部位の名称および役割を覚えることで爪にどのような障害，疾患が生じているかが理解できる．乳幼児の爪甲は薄く柔らかく，外力の影響を受けやすいが，大人の爪は高齢になっても正常であれば形態，色調ともに20歳台と同様の性状が維持される．したがって，もともと正常であった爪に変化を認めた場合，それは何らかの病的変化が生じたものと捉えることができる．

　爪の疾患には先天性のものもあるが，本稿では先天性に生じる爪の変化は割愛し，後天性に生じる爪の変化，疾患に絞った診察の進め方を考えてみる．

爪部の名称（図1）と爪の形成 [1, 2]

　爪甲（nail plate）は指趾末節背面にあって，軽度凸状に彎曲する半透明板状の角質塊で，遠位端に遊離縁，両側に側縁，近位端に潜在縁を有する．爪板ともいう．

　爪甲を囲み，覆っている皮膚を爪郭（nail fold）とよび，両側の側爪郭（lateral nail

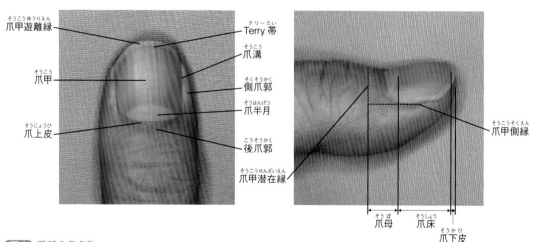

図1 爪部の各名称

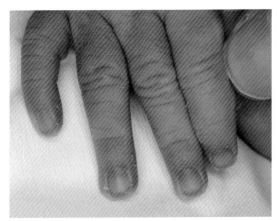

図2 生後1週間の女児の手指爪（正常）
手指爪はすでに伸びているが，爪甲が薄く柔らかいため，指の形に添って彎曲している．

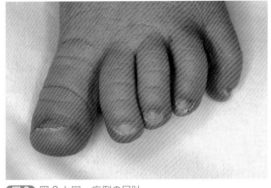

図3 図2と同一症例の足趾
足趾は手指に比べ，爪の伸びが遅れている．

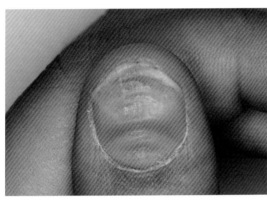

図4 10歳，女児．爪のいじり癖
習慣性チック（habit tic）があり，爪のいじり癖がある．左拇指爪甲表面に横走する凹凸が生じ，爪半月が大きくなっている（原図：慶應義塾大学医学部皮膚科 齋藤昌孝先生のご厚意による）．

fold）と爪甲の近位部を覆い隠している**後爪郭**（あるいは**近位爪郭 proximal nail fold**）がある．近位爪郭に対し，爪甲遠位部の皮膚を**遠位爪郭（distal nail fold）**という．爪甲と爪郭の間には**爪溝（nail groove）**とよばれる溝があり，側面のものを側爪溝，爪根部を袋状に包んでいる深い溝を**後爪溝**（あるいは**爪洞 sinus unguis**）とよぶ．

　爪母（nail matrix）は上皮部と結合織部よりなる．爪母は爪甲の形成部位のため，この部分の障害は爪の変形や形成障害に直結する．後爪郭の遠位端から爪甲の上を伸びて，爪甲と後爪郭を密着させている部分が**爪上皮（cuticle，クチクラまたはキューティクル）**で，この部分が障害されると隙間に異物，細菌などが入りやすくなるため，爪囲炎の誘因となる．爪甲近位部で，爪甲表面より半月状の不透明白色部として透見される部分は**爪半月（lunula）**で，後爪郭に覆われていない遠位部の爪母領域にあたる．

　爪甲が爪床（nail bed）を這うように伸びた後，先端付近で上皮と外れる．ここが**爪甲遊離縁（free edge of nail plate）**で，その手前のやや赤みの強い領域が Terry 帯，爪床遠位端に連続する遠位爪郭の上皮が**爪下皮（hyponychium）**である．

年齢による爪の変化 [3)]

　爪は手指で胎生32週ごろ，足趾で胎生36週ごろまでに指の先端に到達する．

　新生児の爪は非常に薄く柔らかい（図2，3）．爪が柔らかい乳幼児期の間は外力による爪甲の変形をみることが多い．

　学童期に爪甲はしっかりとしてくるが，この時期の子どもでは爪噛み癖やいじり癖によ

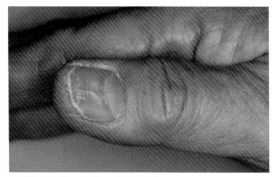

図5 63歳，女性．爪甲縦裂症
右拇指の縦裂を主訴に受診．爪甲下の腫瘍を本人が心配していたため，超音波検査を施行し，腫瘍の存在を否定した．手湿疹も伴っていたため保湿剤およびステロイドの外用を行い，軽快傾向にある．

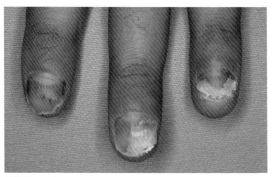

図6 8歳，女児．爪甲剥離症
左中指，環指の爪甲剥離．外遊びが好きで，手湿疹を伴っていたため，当初は外傷性を疑った．しかし，角質増殖を認めたため KOH 直接鏡検を施行したところ，白癬菌の感染が確認された．

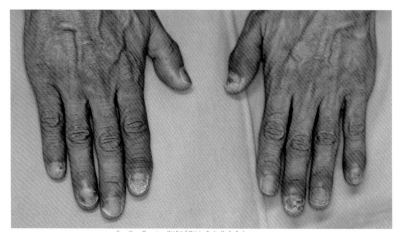

図7 57歳，男性．Hallopeau 稽留性肢端皮膚炎
爪甲は粗糙化し変形しており，爪甲下に膿疱の形成を認める．

る爪の変化をみることがある(図4)．

　爪甲の伸びる速度は 19 歳までは経年的に速くなり，20 歳の手指で 1 日約 0.1 mm 伸びるようになる．

　高齢になるにつれ爪甲の伸長速度は遅くなるが，大人の爪は高齢になっても正常であれば形態，色調ともに 20 歳台と同様の性状が維持される．したがって，もともと正常であった爪に変化を認めた場合，それは何らかの病的変化が生じたものと考えることができる．

外傷に伴う爪の変化

① 爪が割れる

　爪甲が縦に割れる変化は後爪郭に対する外傷により生じる(図5)．大多数の症例は後爪郭部へのステロイド外用で軽快するが，爪甲下に腫瘍がある場合もあるため注意を要する．
　多くの指趾の爪が割れている症例では，扁平苔癬を考慮する必要がある[4]．

② 爪が剥がれる(爪甲剥離)

　爪甲剥離の原因は，外因性では物理・化学的な原因，とくに外傷性によるものが多く，

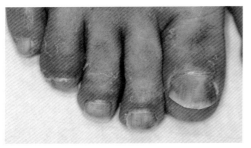

図8 図7と同一症例の足趾
爪囲，爪郭部の炎症所見が強い.

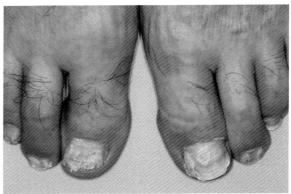

図9 58歳，男性. 爪白癬
右第1趾の爪甲は著明な白濁，肥厚を呈し，遠位側から近位側に向け病爪の拡大が進んでいる. 左第1趾では，これも爪白癬によくみられる楔型の白濁が認められる.

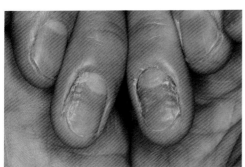

図10 43歳，男性. 爪カンジダ症
症例はケーキ屋に勤務. 慢性の爪囲炎をくりかえすため受診. 爪囲の発赤，腫脹に加え，爪甲側縁に鱗屑および角質増殖を認めた. 真菌培養を提出し，カンジダを検出した（原図：慶應義塾大学医学部皮膚科 齋藤昌孝先生のご厚意による）.

感染症としては真菌感染の頻度が高い（図6）.

　内因性では乾癬，扁平苔癬など皮膚疾患に伴うもののほか，循環障害，甲状腺機能異常など全身性疾患に伴う場合がある.

炎症に伴う爪の変化

　炎症には，接触性皮膚炎のような爪甲周囲のシンプルな湿疹・皮膚炎から，twenty-nail dystrophy のような原因不明のもの，アトピー性皮膚炎，乾癬，Hallopeau 稽留性肢端皮膚炎（図7，8），扁平苔癬など爪部に炎症を来す多くの皮膚疾患が含まれる. 診察のポイントは，爪以外の全身も確認することで，基礎にある皮膚疾患の特徴をみつけることができれば診断は容易になる.

感染症に伴う爪の変化

　感染症には臨床像に特徴的なものが多く，その所見をきちんと把握していることで確定診断に至る確率が高くなる. 感染症には，真菌感染，細菌感染，ウイルス感染，ときに爪疥癬がある.

① 真菌感染

　爪の感染でもっとも多いのは真菌感染であり，その中でも圧倒的に多いのが爪白癬である. 爪カンジダ症がそれに続く.

　爪白癬の臨床的特徴は，白濁，肥厚，粗糙化の3徴候で，感染が爪の遠位側から近位側に向かって進む症例が多い（図9）. それに対して爪カンジダ症は，感染が爪囲炎を伴いながら近位側，側縁から生じる傾向が強い（図10）. 爪真菌症の確定診断には，KOH 直接鏡検，真菌培養が必須である[5].

12

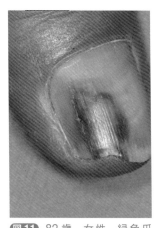

図11 82歳，女性．緑色爪（green nail）
右拇指の爪甲が緑色に変色している．典型的な臨床像より本症を疑い細菌培養を施行したところ，緑膿菌が検出された．

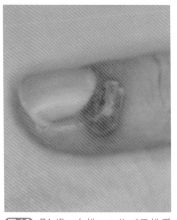

図12 71歳，女性．ヘルペス性爪囲炎（瘭疽）
右中指爪囲の発赤，腫脹，小水疱の集簇．基礎疾患に皮膚筋炎があり，PSL 22.5 mg内服中．

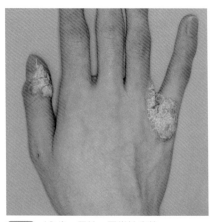

図13 18歳，男性．尋常性疣贅
右手に疣贅が多発．拇指周囲の拡がりが顕著で，病変は爪甲側縁，後爪郭および爪甲に変形が生じ始めている．

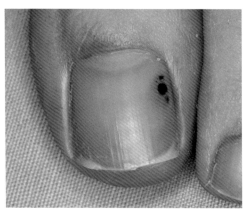

図14 33歳，女性．爪下血腫
左第1趾，爪甲下の黒点．

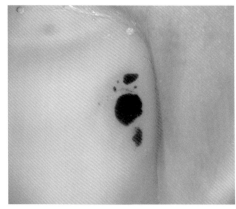

図15 図14と同一症例のダーモスコピー所見
黒点が本当の黒ではなく，赤色もしくは暗赤色であることがわかる．

② 細菌感染

　細菌感染では，細菌性爪囲炎，瘭疽，緑色爪（green nail，図11）などをみることがある．原因菌の同定のために細菌培養を行う．

③ ウイルス感染

　爪部のウイルス感染では，爪郭周囲に発赤，腫脹を生じ，発赤局面内に小水疱が集簇，強い自発痛を伴うヘルペス性爪囲炎（図12），と，爪囲に乳頭腫状の疣贅が多発する爪部の尋常性疣贅（図13）が重要である．爪甲周囲，爪甲下に生じた尋常性疣贅は，他部位のものと比べて難治になりやすい．

腫瘍に伴う爪の変化

　爪甲下の腫瘍性病変では，まず①爪甲の形状変化，②爪甲の色調変化，③結節・腫瘤形成の有無の3点を確認する．患部が単一の指趾に限局し，また，進行性であることも腫

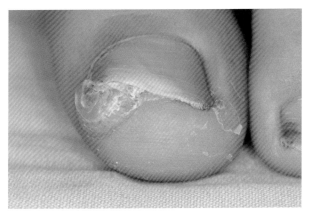

図16 12歳, 男児. 爪下外骨腫
左第1趾. 爪甲下に生じた腫瘍により爪甲が上方に持ち上げられている.

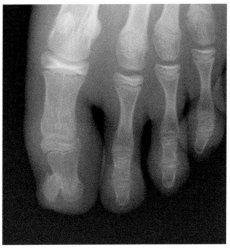

図17 図16と同一症例の単純X線所見
末節骨と連続する突起状の骨陰影がはっきりと確認できる.

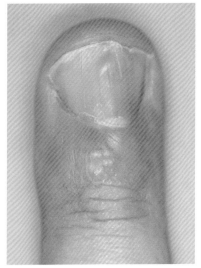

図18 39歳, 男性. グロムス腫瘍
右中指の後爪郭部に生じた有痛性腫瘍.

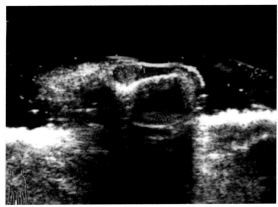

図19 図18と同一症例の超音波所見
後爪郭部に局在する腫瘍性病変が確認できる.

瘍性病変の存在を疑うヒントになる.

① ダーモスコピーが診断に有用な出血および腫瘍性変化

　色調変化をみた場合, ダーモスコピーで確認すると, 爪下血腫は容易に診断がつくことが多い(図14, 15). 一方で, 黒色調の不均一性, 爪周囲の色素の染み出し(Hutchinson徴候)やダーモスコピーによってやっと確認できる爪上皮における色素沈着(micro-Hutchinson徴候)の確認は, 悪性黒色腫を疑う根拠となる[6].

② 画像検査(単純X線, MRI)が診断に有用な腫瘍性変化

　爪甲下の腫瘍では, 適切な画像検査が腫瘍の局在, 性状確認に有用である. 爪下外骨腫(図16)では単純X線撮影で末節骨と連続する突起状の骨陰影が確認できる(図17). 腫瘍の有無は, ある程度の大きさをもつものであれば超音波が有用である(図18, 19). グロムス腫瘍ではMRIが診断に有用とされる[7](図20).

　爪甲下の腫瘍はBowen病(図21), 悪性黒色腫(図22)などの悪性腫瘍もときに生じ

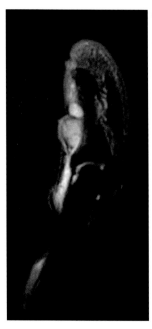

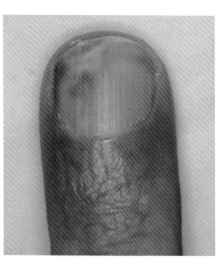

図20 図18と同一症例のMRI（T₂強調）所見
後爪郭部の腫瘍が超音波に比べてより明瞭に確認できる。この症例では腫瘍の周囲組織への浸潤がなく，孤立性に存在していることまで読みとれる。

図21 64歳，男性。
Bowen病（グロムス腫瘍疑診例）
左環指の爪甲下に淡紅色の病変が透見される。一見，グロムス腫瘍が疑われるが，組織検査の結果はBowen病であった。思い込みには要注意である。

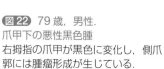

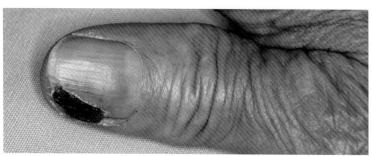

図22 79歳，男性。
爪甲下の悪性黒色腫
右拇指の爪甲が黒色に変化し，側爪郭には腫瘤形成が生じている。

ることがある。そのため，悪性が少しでも疑われる症例では，組織検査を必ず行ったほうがよい。

おわりに

　爪の診察をする医師として，各部位の名称と役割を覚え，正常な爪の形成を理解することは必要条件である。そのうえで，個々の症例で爪に影響を与える可能性のある因子を考える。先入観はもたず，鑑別診断としてさまざまな可能性を排除しない。

　爪疾患を①外傷性，②炎症性，③感染症，④腫瘍性に分けて考えると理解しやすく，診察を進めやすくなるのではないかと考え，本稿の構成もその順番にした。

文献

1）東 禹彦：爪 基礎から臨床まで，改訂第2版，金原出版，東京，p.2, 2016
2）田村敦志：カラーアトラス 爪の診療実践ガイド，安木良博，田村敦志 編，全日本病院出版会，東京，p.2, 2016
3）小泉亜矢，浜島昭人：カラーアトラス 爪の診療実践ガイド，安木良博，田村敦志 編，全日本病院出版会，東京，p.11, 2016
4）東 禹彦：爪 基礎から臨床まで，改訂第2版，金原出版，東京，p.69, 2016
5）原田敬之：Medical Mycology Journal 52: 77, 2011
6）宇原 久：MB Derma. 223: 103, 2014
7）Takemura N, Fujii N, Tanaka T: J Dermatol 33: 389, 2006

Part 1

エキスパートが語る

爪のみかたと ネイルケア

爪でわかる健康状態

福田　知雄

ここがポイント！

① 健康な爪を維持するためには，タンパク質，各種ビタミン，ミネラルの摂取が必要．
② 健康な人の爪は，ピンク色で艶がある．
③ 爪の色や形の変化が，その人の健康状態を表す体のバロメーターになる．
④ 爪の色の変化では，白，赤，黒，黄色を押さえておくことが大事．
⑤ 爪の形の変化では，縦線，横線/横溝，匙状爪，ばち状指を押さえておくことが大事．

はじめに

　爪は皮膚の一部であり，顔色や肌の調子の良い悪いと同じように，爪の色や形がその人の健康状態を表す体のバロメーターになっている．健康な人の爪はピンク色で艶がある．健康な爪を維持するためには，爪の形成に必要な栄養が不可欠で，タンパク質とともに，各種ビタミン，ミネラルもしっかりと摂らなければならない．

　病気による爪の変色や変形は，局所的な障害でも生じうるが，血液疾患，循環障害，各種臓器障害に伴っても生じてくる．

　健康状態は爪に影響を与えるため，爪には過去数カ月間の健康状態の記録が残されている．

爪に必要な栄養

① タンパク質

　爪はケラチンというタンパク質が主成分となっており，正常な爪の形成にはタンパク質の摂取が必要となる[1]．その際，動物性タンパク質と植物性タンパク質をバランスよく食べるのが理想的と考えられている．

② ビタミン類

　ビタミン類は，A，B，C，D，E，いずれのビタミン類も必要で，不足により爪の成長は障害され，強度が弱くなる原因となる．

③ ミネラル

　爪の形成に影響を与えるミネラルには，カルシウム，鉄，亜鉛[2]，マグネシウムなどがある．

爪の色（表1）

　指趾には掌側（底側）と背側にそれぞれ1対の指（趾）動脈が存在するが，背側の動脈は口径が細く，爪部を含む指趾末節の血流は主に掌側（底側）を走る動脈の分枝や終末によ

表1 爪の色

爪の色	症状，疾患	注意すべき原疾患（備考）
白い爪	Raynaud 現象	膠原病など
	指趾の爪がすべて白く濁る	肝硬変，慢性肝炎
	その他の気をつけるべき白い爪	ネフローゼ，腎疾患
赤い爪	濃い赤色	多血症
	サクランボ色	一酸化炭素中毒
	チアノーゼ（紫紅色）	重篤な肺疾患
	紫色の趾爪	糖尿病，閉塞性動脈硬化症
黒い爪	メラニン爪（小児）	（小児の生理的変化）
	悪性黒色腫	（メラニン爪との鑑別疾患として重要）
	複数の指趾爪甲の黒色色素沈着（メラニン色素，ヘモジデリンによる変化）	アジソン病，Peuts-Jeghers 症候群，甲状腺機能亢進症，ヘモジデローシス，（薬剤性，真菌，細菌感染によるもの）
黄色い爪	濁った灰色味を帯びた黄色	（白癬，カンジダが主）
		カロチン血症（ミカン，緑黄色野菜の過剰摂取）
		胆汁分泌障害
	指尖のむくみを伴う黄色の爪	心・肺病変

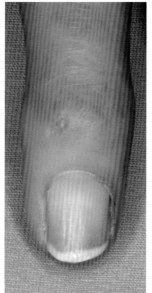

図1　64歳，女性．白色の爪
強皮症で通院中．ある日の外来で，寒いなかを歩いてきた際に，右環指の爪および爪囲が蒼白になっていたため撮影した．Raynaud 現象が生じていたものと思われる．

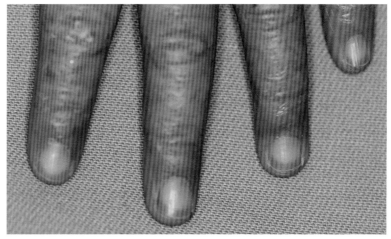

図2　3歳，女児．Terry's nail
2歳時より原因不明の肝機能障害があり，現在も持続している（原図：済生会横浜市東部病院皮膚科 畑康樹先生のご厚意による）．
Terry's nail は別名，白色爪ともよばれる異常で，爪の基部が ground glass opacity（すりガラス状病変），遠位側が正常のピンク色で，典型的にはピンク色の部分が全体の25%以下となる．

り保たれている．

　末節背面では3つの動脈弓の間に縦方向に走る血管による吻合が発達し，爪床の表層に密な血管網が形成されている[3]．この毛細血管の血流が正常であれば，爪はピンク色にみえる．

① 白い爪

　血の気が引いたときに顔面蒼白になるのと同様に，爪も貧血状態になると白っぽい色に

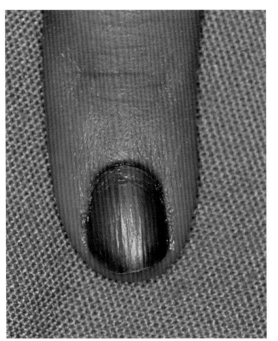

図3 7歳，女児．メラニン爪（melanonychia）
幼少時より右小指の爪全体に認めるびまん性黒褐色の着色
変化．

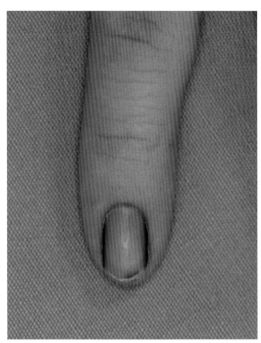

図4 図5と同一症例の14歳時
爪全体に認めていた黒褐色調がほとんど消褪している．

なる（図1）．

　指趾の爪全部が白く濁るときには，肝硬変，慢性肝炎に注意する必要がある（図2）[4]．

　そのほか，ネフローゼなどの腎疾患でも白い爪をみることがある．

② 赤い爪

　赤い爪は主に血液の異常で現れ，多血症では濃い赤色，一酸化炭素中毒ではサクランボ
色になる．

　肺疾患が重症化すると動脈血中の酸素飽和度が低下し，チアノーゼが生じ爪も紫紅色に
なる．

　血行障害でも指趾先は紫色になるため，とくに趾爪が紫色になっている場合は，糖尿病
や閉塞性動脈硬化症に注意する必要がある．

③ 黒い爪

　爪にできる黒色変化は主にメラニン色素，ときにヘモジデリンの沈着によって形成され
る．メラニン色素では，爪母に色素性母斑が存在する場合と，爪母メラノサイトの色素産
生増加によることが多い．

　メラニン爪（melanonychia，爪甲色素線条）の場合，爪甲に縦走する褐色ないし黒色
の線状もしくは帯状の色素斑となる場合と，びまん性着色を示す場合がある．乳幼児期に
生じたメラニン爪は，自然消褪するという特徴があるため，成人例とは別のものと考える
必要がある（図3，4）[5]．メラニン爪の鑑別でもっとも気を遣うのは，やはり悪性黒色腫
である．

　複数の指趾の爪甲に黒色色素沈着を認めた場合は，全身性疾患ではアジソン病，Peuts-
Jeghers症候群，甲状腺機能亢進症，ヘモジデローシスなどを，あるいは薬剤性（図5，6），

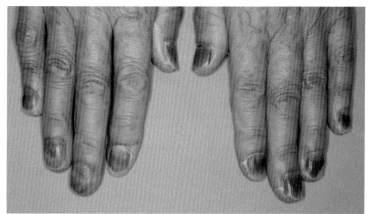

図5 72歳，女性．手足症候群
抗がん剤であるカペシタビン投与中に
生じた手足症候群で，指の爪甲に褐色
の色素沈着が生じている（原図：慶應
義塾大学医学部皮膚科 齋藤昌孝先生
のご厚意による）．

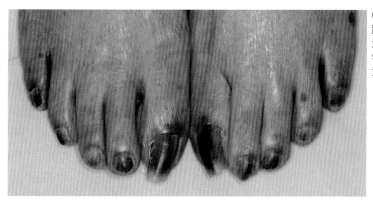

図6 図5と同一症例の趾
趾爪にも同様の褐色から黒褐色の色素
沈着が生じている（原図：慶應義塾大
学医学部皮膚科 齋藤昌孝先生のご厚
意による）．

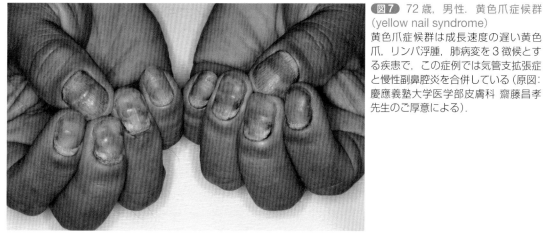

図7 72歳，男性．黄色爪症候群
（yellow nail syndrome）
黄色爪症候群は成長速度の遅い黄色
爪，リンパ浮腫，肺病変を3徴候とす
る疾患で，この症例では気管支拡張症
と慢性副鼻腔炎を合併している（原図：
慶應義塾大学医学部皮膚科 齋藤昌孝
先生のご厚意による）．

真菌，細菌感染によるものなどを考える必要がある．

④ 黄色の爪

　鮮やかな黄色ではなく，濁った灰色味を帯びた黄色調になる場合が多い．感染症では爪
白癬と爪カンジダを考える．また，ミカンや緑黄色野菜の過剰摂取によるカロチン血症や
胆汁分泌障害でも黄色の爪がみられる．

　さらには，指先がむくんで血液の流れが悪くなっておこる心・肺病変に伴った黄色変化
を考える必要がある（図7）．

表2 爪の形

爪の形状	症状	原因または原疾患
爪の縦線	爪甲縦裂症	加齢による生理的変化
	爪甲中央縦溝症	
	twenty-nail dystrophy	原因不明，胃腸あるいは肺に病変があることも
爪の横線・横溝	Beau's line	爪上皮の定期的な手入れ，きつい靴，急性の高熱を呈する疾患，糖尿病，低カルシウム血症，円形脱毛症
	洗濯板状爪	爪のいじり癖
匙状爪	乳幼児の匙状爪	乳幼児の生理的変化
	成人の匙状爪	鉄欠乏性貧血，甲状腺機能亢進症
ばち状指	太鼓ばち指，時計皿爪	肺癌，間質性肺炎，虚血性心疾患，Crohn病，潰瘍性大腸炎など
爪囲紅斑	爪囲紅斑，出血点，爪上皮延長	膠原病（皮膚筋炎，混合性結合組織病［MCTD］，強皮症，SLE）

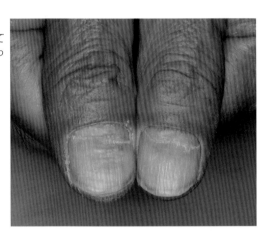

図8 62歳，男性．Beau's line
横溝の位置が爪母から6mm離れている．したがって，トラブルがおこった時期は2カ月前と推定される．

爪の形（表2）

爪の色とともに爪の形の変化は，原疾患をみつけるヒントになる．

① 爪の縦線

皮膚の皺と同じようなもので，加齢による老化現象として現れてくる．後爪郭部，とくに爪上皮に傷があると爪甲縦裂症，爪甲中央縦溝症などが生じてくる．また，ほとんど同時にすべての爪に縦走する細かい隆起を生じ，爪甲の表面の光沢が失われる原因不明のtwenty-nail dystrophyという病態もある．

原疾患としては，胃腸あるいは肺に病変がみつかることがある．

② 爪の横線，横溝

健康な人の指爪は1日に約0.1mmずつ伸びるため，爪全体が生え変わるのに約6カ月かかる．Beau's line（図8）は爪甲にみられる横溝で，後爪郭近位部に出現し成長とともに遠位に移動する．爪甲形成の一次的な途絶によるもので，横溝が爪母から何mm離れているかで，トラブルがおこった時期を推定することができる．

横線／横溝は，爪上皮の定期的な手入れ，きつい靴による爪母の障害，急性に高熱を呈するような疾患でも現れる．原疾患としては，糖尿病，低カルシウム血症，円形脱毛症などに伴うことがある．

また，爪甲表面に横溝が次々と形成され，その表面が洗濯板のようにみえる洗濯板状爪

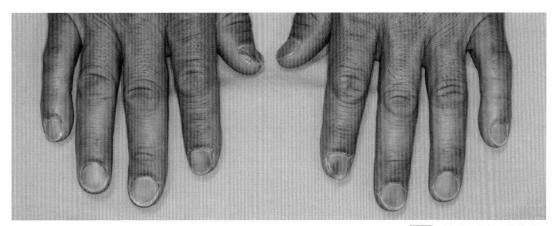

図9 41歳，男性．匙状爪
原疾患は鉄欠乏性貧血．両拇指，
示指，中指の爪甲の辺縁が反り
返り，中央が凹んでいる．

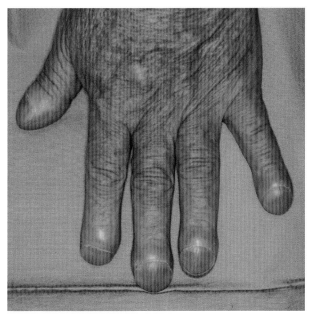

図10 67歳，男性．ばち状指，
時計皿爪
アレルギー性気管支肺アスペルギ
ルス症で加療中．全指に典型的な
ばち状指，時計皿爪を認める．

は，習慣的に後爪郭を後退させる爪のいじり癖などによって生じる（→ p.9，総論の図4）．

③ 匙状爪（spoon nail）

　爪甲が遠位部で爪床から離れ，近位に向かって剥離が進行する病態を爪甲剥離症と称する（→ p.10，総論の図6）．爪甲が指（趾）腹に加わる力を支えるためには爪甲側縁が両側の側爪郭部皮膚とつながっていることが必要で，爪を切るときに爪甲の両側を丸く切り込んで短くしてしまうと，爪甲は指（趾）腹に加わる力を支えきれなくなり匙状爪になる．爪が柔らかい乳幼児期の間は外力に負け，このような変形が生じやすい．

　成人の匙状爪の原疾患としては，鉄欠乏性貧血（図9），甲状腺機能亢進症で生じることが知られている．

④ ばち状指（clubbed finger）（図10）

　爪の付け根が肥大し，爪の先が手掌側に曲がって大きくなる状態のことである．その典型的なものが太鼓ばち指で，爪甲は指先を包むように丸みを帯び時計ガラス様の形を示すことから，その爪を時計皿爪とよぶ[7]．

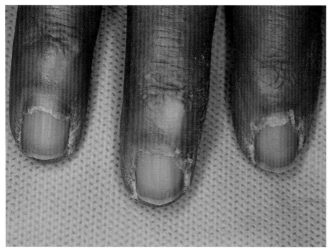

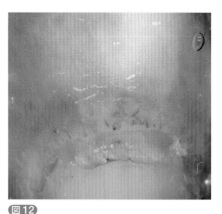

図12
図11と同一症例のダーモスコピー所見
肉眼ではみえなかった爪囲の毛細血管拡張と
爪上皮の出血点がはっきりと確認できる.

図11 69歳, 女性. 爪囲紅斑
強皮症で通院中. 軽度の爪囲紅斑と著明な爪上皮の延長が認められる.

原疾患としては肺癌, 間質性肺炎, 虚血性心疾患など慢性の心肺疾患に伴って生じることが知られているが, Crohn病, 潰瘍性大腸炎でも生じることがある.

⑤ 爪囲紅斑

爪囲紅斑は, 膠原病に有意にみられ, 出血点, 爪上皮の延長をしばしば伴う(図11, 12). 膠原病のなかでは, 皮膚筋炎, 混合性結合組織病(MCTD), 強皮症, SLEで認める頻度が高い.

おわりに

皮膚科医は皮膚から多くの情報を得て, 診療を行う. 爪も皮膚の一部であり皮膚科医の守備範囲であるが, 爪疾患の診療には苦手意識をもつ医師が多い. とくに爪の臨床像から内臓疾患を含む患者の健康状態を考えることはなおざりにされている印象がある.

爪の変化の大部分を占めるのは, 色と形の変化である. 本稿ではそこに焦点を絞って, 爪と健康状態の関係を考えてみた.

文献

1) 亀田利栄子, 矢吹法孝, 相場節也:臨皮 59: 267, 2005
2) 東 禹彦:皮膚 32: 485, 1990
3) 田村敦志:カラーアトラス 爪の診療実践ガイド, 安木良博, 田村敦志 編, 全日本病院出版会, 東京, p.7, 2016
4) 浅井俊弥, 衛藤 光, 高須 博:皮膚病診療 36(増):50, 2014
5) 岸 晶子, 大原國章:MB Derma. 197: 66, 2012
6) 東 禹彦:爪 基礎から臨床まで, 改訂第2版, 金原出版, 東京, p.220, 2016
7) 東 禹彦:爪 基礎から臨床まで, 改訂第2版, 金原出版, 東京, p.62, 2016

2　知っておくべきメディカルネイルケア

高山　かおる

ここがポイント！

① 日常的によく遭遇する爪の疾患は糖尿病性壊疽につながってしまう危険性がある．
② 高齢者の趾爪の変形は下肢機能低下をおこすため，ケアには機能維持という目的もある．
③ メディカルネイルケアの手順は角質の除去，爪切り，爪の厚みの調整，やすりがけ，保湿である．
④ 必要な道具として，爪切り，ゾンデ，グラインダー，やすりなどがある．
⑤ 麻酔を用いない爪甲除去術は保険点数が低く，また介護の現場での医療費算定ができないという問題があり，解決が望まれる．

はじめに

　今回担当する「メディカルネイルケア」だが，実際にはそういう言葉は存在しない．ただし「メディカルフットケア」とよばれる手技は実在し，足のトラブルや機能の改善を目的としたフットケアのことをさす．医療現場や介護現場，民間のサロンなどで行われている．

　本稿では，この「メディカルフットケア」のなかでも爪に特化し，爪のトラブルと機能を改善するためのケア（一部に治療を含む）を「メディカルネイルケア」と特別に定義して，解説する．

メディカルネイルケアの必要性

　一般診療内でも爪の疾患は多くみるが，陥入爪，巻き爪，肥厚爪など対応に困ることは多い（図1）．またフットケア分野からみれば，糖尿病や血流の悪い患者の爪トラブルは壊疽に直結（図2）しており，皮膚科医による早期介入が各現場で強く望まれている．

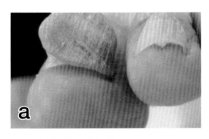
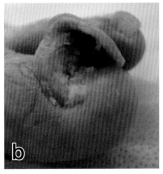
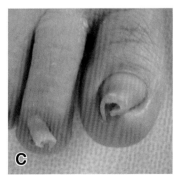

図1 対応の困難な爪
(a, b) 診療のなかで対応が困難な肥厚爪．
(c) 爪切り困難な高度な巻き爪．

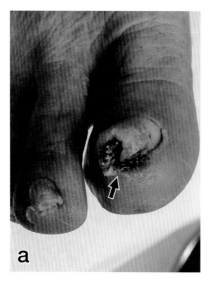
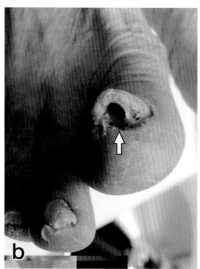

図2 壊疽が隠れている，糖尿病患者の爪トラブル
糖尿病患者．透析中．末梢循環障害がある．強く巻いた爪の下の痂皮（aの➡）を除去
してみると，爪床は潰瘍化し骨髄に至っている（bの⇨）．

メディカルネイルケアの実際

ケアの基本手順を下記に示す．

① 爪甲周囲の角質の除去

爪甲の形を確認しながら，爪甲周囲に溜まっている余分な角質を除去する．このときに
糖尿病や血流障害のある患者などでは，爪甲下に潰瘍形成の有無などを確認する．

② 爪の厚みを整える

爪甲が肥厚していたり，重なって厚みがある場合には，爪甲の厚みをグラインダーで整
える．

③ 爪を切る（状態によっては②と反対でもよい）

スクエアオフ（後述）の形に整える．

④ やすりをかける

爪切りで切った爪は断面に凹凸があり，手では重層爪につながり，足では靴下にひっか
かるなどのトラブルがおこる．切った後にやすりをかけて断面をなだらかにする．

⑤ 保湿をする

爪にも保湿剤を外用する．

メディカルネイルケアに使用する道具

診療のなかでいくつもの道具を持ち，使い分けるのは実際には難しいが，必要な道具は
①ニッパー，②ゾンデ，③ファイル，④グラインダーである．

① ニッパー

ニッパーとキューティクルニッパーの2つがあるとよい．

ニッパーには中や大といった大きさがあるが，操作性がよく，刃の彎曲の弱いものや，
ストレートのものを選ぶようにする（図3a）．

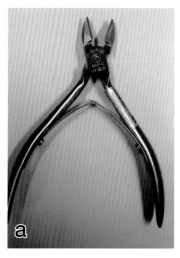
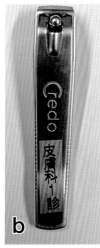

図3 爪切りの種類
（a）ニッパー型爪切り．刃がまっすぐなものを選ぶ（写真：爪切り屋 メディカルフットケア JF 協会製）．（b）クリッパー型爪切り．刃がわずかに山型になっている（写真：CREDO®社製）．

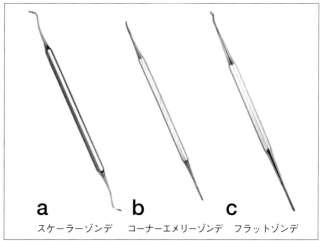

図4 ゾンデの種類
（a）スケーラーゾンデ，（b）コーナーエメリーゾンデ，（c）フラットゾンデ（製品写真：足の専門校 SCHOOL OF PEDI 桜井祐子氏よりご提供）．

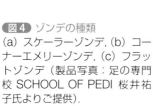

　患者からも，どのようなものがよいかをよく質問されることがある．しかし，基本的にはニッパーは使用することが難しいのに加え，非常に多くの種類の製品から適したものを選ぶのはむずかしいので，勧めていない．そのかわり患者には，上下の刃で爪を挟めて切るクリッパー型を勧めている（図3b）．クリッパー型の刃はニッパー同様まっすぐか，やや山型をしたものを勧める．

　一方，キューティクルニッパーは刃が小さく，爪というより周囲の角質を切るのに向いている．ささくれた角質や爪上皮を整えるのに用いることがある．

② ゾンデ（図4）

　主な目的は爪と皮膚の境目に溜まる角質を除去して，爪と皮膚の境目をしっかりつけ，形を確認するために用いる．

　種類としては鉤型に曲がったスケーラーゾンデ（図4a）や先端の部分が平らなフラットゾンデ（図4c）がある．フラットゾンデは側爪溝にコットンパッキングをするときにも使える．

　また，コーナーエメリーゾンデ（図4b）という，先端にやすりがついているゾンデもあ

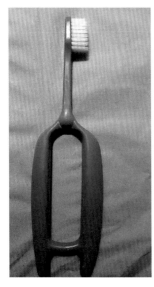

図5 あしラブラシ®
ゾンデがない場合や自宅などでのセルフケアに用いるためにフットケア師・看護師が開発した（取扱：一般社団法人 足育研究会）.

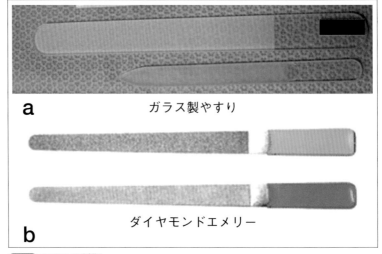

a　　　　　　ガラス製やすり

b　　　　　　ダイヤモンドエメリー

図6 やすりの種類
（a）ガラス製のやすり，（b）ダイヤモンドエメリー.

る．爪溝の余分な角質や汚れの除去，爪側面や角の形状整形，爪甲下角質の除去などに使う．

ゾンデがない場合や患者へセルフケアを勧める場合には，歯ブラシを代用するとよい．「細め柔らかめ」となっているものが適しており，足や爪に特化したブラシ（あしラブラシ®）（図5）も開発されている．

③ 爪やすり

紙でできているものは簡単に手に入るが，ブラシ洗浄，超音波洗浄，消毒ができず使いづらい．洗浄ができるもので医療従事者が診療でも使えるものには，強化ガラス製の爪やすりやダイヤモンドエメリーがある（図6）．

ガラス製の爪やすりは患者も使いやすいので医療売店などで販売している．ダイヤモンドエメリーのほうがガラス製の爪やすりよりよく削れるが，削りすぎる危険性があるため，手技に慣れていない場合にはガラス製のほうが使いやすい．ただしガラスは破損することもあり，一長一短がある．

④ グラインダー（図7）

用途に応じてさまざまなタイプがある．ポイントはその利便性，回転数，左右回転の可否，スプレー式や吸引式などの爪の粉塵対策機能の有無などである．機器の価格が上がるものの，医療者の安全を守るためには粉塵対策は当然したほうがよい．グラインダーに粉塵対策機能がなくても，手元がみえにくいという欠点はあるが，粉塵対策カバーなども発売されている．

現状では，診療のスペースや手軽さを考え，当科では充電式のものを好んで使っている．

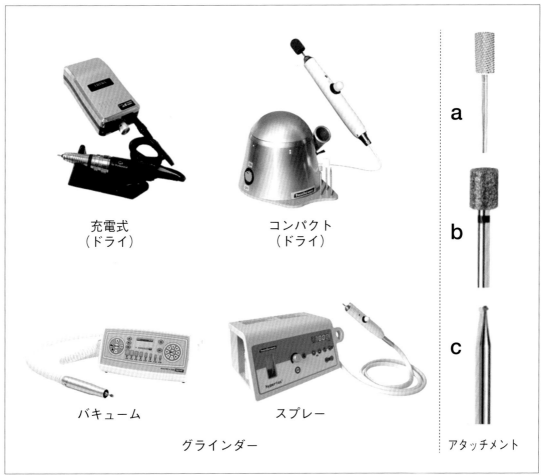

図7 左：グラインダーの種類（製品写真：足の専門校 SCHOOL OF PEDI 桜井祐子氏よりご提供），
右：種々の目的のアタッチメント
右図：a：シルバーカーバイトおよび b：ダイヤモンドフレーザーが肥厚爪用．c はワイヤー使用のための穴をあけたり，
鶏眼を削ったりするのに適している．

　　ネイルケア用のアタッチメントも必要であるが，最低限①肥厚爪を削るためのもの，②
鶏眼の中央を削ったり，ワイヤーをいれたりするときに使うもの，③角質を整えるものが
あるとよい．

爪切りの方法

① 基本はスクエアオフの形に

　　長さはスクエアオフの形に整える．端から少しずつ切っていくことがコツ（図8）で，
ニッパーの下の刃を皮膚に当てて固定しながら皮膚を押し下げ，その状態で上の刃を動か
して切ると皮膚を傷つける危険性がない．

② 伸びすぎた爪の場合

　　伸びすぎた爪は一度で切ろうとすると割れたり，切りにくかったりする．そのような場
合には縦や楔形に切り込みをいれてから切っていくようにする（図9a）．

28

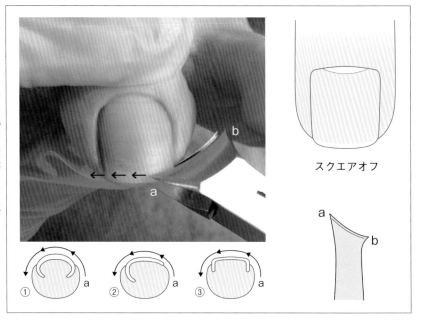

図8 爪の切り方①(シェーマ：足の専門校 SCHOOL OF PEDI 桜井祐子氏よりご提供，一部改変)
上写真：端から少しずつ切っていく（→）．
下イラスト：巻き爪の場合でも同様である．①は両側が丸まっている巻き爪，②は片側が丸まっている巻き爪，③は直角に食い込んでいる陥入爪の爪を切る順序を示した．
右イラスト：参考として，理想的なスクエアオフの形を示した．

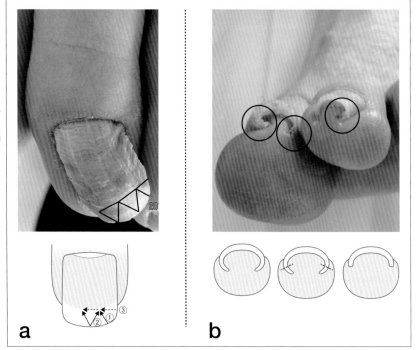

図9 爪の切り方②
（a）爪が長すぎる場合の切り方．斜めの方向（下イラストの①実線→②）に切り目をいれてから端から切る（③点線）とよい．これをくり返す．
（b）巻き爪の切り方によっては爪棘を残している場合（上写真の○）．皮膚に刺さる部分は爪切りを入れて切り取る（下イラスト）．

③ 巻いている爪の場合

　巻いていて切りにくい爪の場合でも，端から少しずつ切っていく．端から切らないと，爪棘を残してしまう場合があり，痛みにつながるので，注意を要する（**図9b**）．

:::: グラインダーの使い方（図10）

　爪甲の厚みを整える目的で使用する．

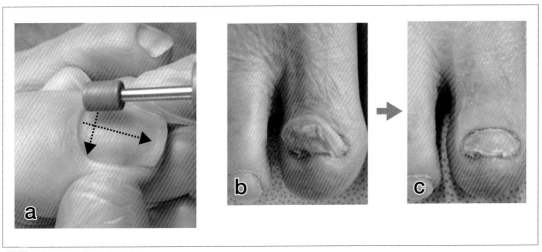

図10 グラインダーの使い方
爪甲を削るために用いる.（a）全体の厚みが均等になるようにグラインダーを右から左（右利きの場合），爪の根元から爪先へと削る.
写真（b）の爪を削っていくと，写真（c）のように整う.

① 基本的な使い方

　爪甲全体の厚みが均等になるようにグラインダーを右から左，爪の根元から爪先へと削る（図10a）．爪の厚みが高度な場合は最初から削りすぎないほうがよいとされ，3 mm を目安に残す．数回かけて薄くしていくが，1 mm より薄くならないように注意する．

② 爪甲鉤彎症の爪の削り方

　爪甲鉤彎症の場合には，削っていくと爪甲が層のようになって剥がれていき，最後は三角形ないし四角形をした小さな爪が残ってくる（図10c）．患者にあらかじめ爪が短くなる可能性を伝えておく．

　削っていくと爪甲の重なっている接合部分がわかってくるので，削っては接合部分を爪切りで整えることをくり返すと，比較的簡便である．

③ グラインダーの設定と応用

　グラインダーの回転数の目安は，アタッチメントの太さにより直径 6 mm 以下は 1 万回転，6 mm 以上は 2 万回転を目安にする．

　その他，アタッチメントを替えられることで，爪甲の下に溜まった角質を除去したり，爪甲に穴を開けたり，鶏眼の芯の部分を削ったりすることができる．

④ グラインダーの使い方のコツ

　グラインダーは角質の硬い部分しか削れないので，強く押し当てずに少しずつ削っていくとトラブルは少なく，爪甲への負担や鶏眼を削る場合の疼痛も少ない．

爪やすりの使い方

① 爪やすりをなぜ使うか

　爪切りで切りっぱなしにすると，とくに手の場合には爪甲の先端から割れてきて，いわゆる 2 枚爪を作ってしまう場合がある．切った後にやすりを使って，切った面を整えておくと手の爪も割れにくくなる．足の爪の場合，靴下にひっかかったりするのを避けるこ

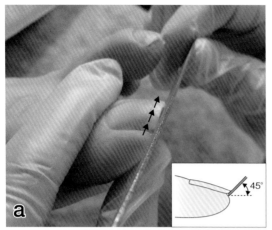
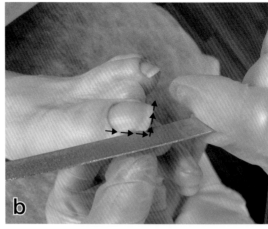
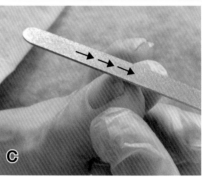

図11 爪やすりのかけ方（施術写真：足の専門校 SCHOOL OF PEDI 桜井祐子氏よりご提供）
（a）爪に対して下から45度〜90度にエメリーを構えて，左から右にスライドさせる（右利きの場合）．
（b）爪の角は爪甲の下からやすりを当てて縦と横に削り取る．
（c）爪の真ん中の部分は，靴下などにひっかかることを予防するために，上から下にスライドさせる．

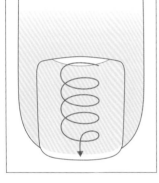

図12 爪の保湿のしかた
爪の基部に保湿薬・クリームを載せ，先端部に円を描くように塗っていくとよい．

とができる．

② 爪やすりの使い方

支え手でしっかり足趾を固定し，爪に対して下から45〜90°にやすりを構える．そして（右利きの場合）左から右に，やすりの端から端までを使って動かす（図11）．

最後に先端部分を上から下に向かってやすりを動かして爪を整える．爪甲の角に対しては下からやすりを当て，45°の角度で下から上，外から内にかけてやすりを動かすと爪棘を作らない（図11）．

手指の爪甲に関しても同様である．

爪の保湿

爪甲を保湿することはなかなか意識されていないが，とくに何らかのトラブルを抱えている爪は，乾燥して硬くなっていることが多い．

そのため爪を保湿し，弾力をもたせることは重要である．爪専門のオイルやジェルなども活用するとよいが，手に入りにくい場合にはハンドクリーム，保湿クリームでも代用できる．

爪の根元から先端に向かって円を描きながら塗るようにするとよい（図12）．

表　筆者の勤務施設で使用もしくは取り扱いのある, フットケア用品を取り扱っている業者およびスクール

	取り扱い用品 (爪のケアに使用するもの)	問い合わせ先
バン産商株式会社 フスウントシュー インスティテュート	グラインダー　爪切り　ゾンデ　やすり 足用スキンケア用品等	〒111-0043　東京都台東区駒形 2-5-7 TEL. 03-3843-6561 FAX. 03-3843-6562 fsi@fuss-und-schuh.co.jp
足の専門校 SCHOOL OF PEDI	グラインダー　爪切り　ゾンデ あしラブラシ　等	http://school.pedicare.jp/
佐鳴株式会社	グラインダー　爪切り　ゾンデ　爪やすり ジェルネイル　足用スキンケア用品　等	〒245-0053　横浜市戸塚区上矢部町 2091-19 TEL. 045-811-9311
爪切り屋メディカルフットケア JF 協会	グラインダー　爪切り　ゾンデ　やすり 足用スキンケア用品等	TEL. 03-3992-1824 FAX. 03-3992-3309
足育研究会® (代表：高山かおる)	あしラブラシ®	〒104-0061　東京都中央区銀座 1-19-9 ギンザヨシダビル 2F http://www.sokuiku.jp/ TEL. 03-6264-4907 FAX. 03-6264-4908

その他：アクリル製つけ爪

　爪甲鉤彎症の場合に爪甲が短くなってしまい, 末節骨の隆起を抑える目的でアクリル爪を作ることがある.

　歯科用のレジンを用いる場合や, ネイル専門店などで手に入るスカルプチャーセットを使う場合, さらには最近では光重合させて固めるジェルネイルを使う場合もある.

　アクリル爪は, 陥入爪に対して爪甲の長さを継ぐのにも使われる.

　以上に示した製品の問い合わせ先を表にまとめた.

おわりに：メディカルネイルケアの問題点

　陥入爪や巻き爪, 肥厚爪などは疼痛を来すだけにとどまらず, 下肢機能の低下につながることがわかっている. しかしながら, 爪甲除去術はわずか 60 点しかとれず, これに診療時間をかけることは現実的には難しい. 爪甲鉤彎症などの処置に関しては, 適切な点数が加算できるようになることが望まれる.

　また介護の分野でも, 爪切りの必要性や要望は高いにもかかわらず, ネイルケアやフットケアに対する加算はついていない現状があり, こちらも改善が望まれている.

◆謝辞

　執筆にあたり, 各種道具の写真や手技などに関して, 足の専門校スクールオブペディ代表・日本トータルフットマネジメント協会理事長の桜井祐子氏, バン産商の遠藤拓氏, 爪切り屋メディカルフットケア JF 協会 本林麻紀子氏にご協力いただいた.

文献

1）日本フットケア学会編, 西田壽代監：はじめよう！ フットケア, 第 3 版, 日本看護協会出版会, 東京, 2013
2）桜井祐子：サロンワークに役立つ 実践フットケア, フレグランスジャーナル社, 東京, 2011
3）宮川晴妃：疾病・転倒・寝たきり予防にも役立つ メディカルフットケアの技術, 日本看護協会出版会, 東京, 2003

3 知っておくべきコスメティックネイルケア

萩原　直見

ここがポイント！

① 本稿では，ネイルサービスで用いるネイル技術およびネイル化粧品・材料の特性について解説する．
② ネイル技術にはさまざまな種類があるが，主に4つの技術（ネイルケア，ネイルイクステンション，ネイルリペア，ネイルアート）に分類される．
③ 現在，ネイルサロンで人気のあるメニューはジェルネイルである．
④ 個々のニーズに対応したさまざまなネイルがあるが，いずれも爪本来の機能を重視した健やかな爪がベースとなることが基本である．

はじめに

　日本にネイル産業が誕生して30年余りが経過した現在，日本のネイル産業の市場規模は2015年以降，前年比1％前後の増加を続けていたが，2020年のCOVID-19の感染拡大の影響を受け減少に転じ，2023年には回復傾向にあり2,115億円と推計されている[1]．

　代表的なネイル製品である「ネイルポリッシュ（マニキュア）」が，1932年に自動車塗装（速乾性ラッカー）の副産物として登場して以来，ネイル製品はイノベーションを重ね，速乾性ネイルポリッシュ，アクリルネイル，ジェルネイルなどが普及・浸透し，現代人のニーズにマッチする多様なネイルサービスを可能にした．

　日本のネイルサービスは，当初，欧米を手本としてスタートしたが，今やその技術は世界一と評され，アジア諸国では，日本におけるネイル教育および検定試験制度の導入に向けた動きが盛んになっている．

　今や，ネイルはオシャレの枠組みを超えて，日本発の新しいカルチャーとして脚光を浴びると同時に，アスリート達の爪を補強するアイテムとして，さらには，高齢者のQOL向上や，抗がん剤の影響で爪が変形・変色したがん患者の方へのアピアランスケアという観点からも，その価値が見直され始めている．しかし，一方で，消費者が自分で使えるジェルネイル製品の登場ともかかわって，誤ったネイル施術によるネイルトラブルが生じているという現状もある．安全にネイルを楽しむためには，正しい知識に裏づけられた確かな技術が求められている．

　本稿が，医療に従事する方々にとって，ネイルの各種技法およびネイル化粧品・材料の特性の理解につながる機会となれば幸いである．

　なお，本稿のタイトルである「コスメティックネイルケア」とは「美容を目的としたネイル技術の実際」を解説するものである．

ネイル技術体系

ネイル技術にはさまざまな技法があり，主に以下の4つ（ネイルケア，ネイルイクステンション，ネイルリペア，ネイルアート）に分類される．ハンドもフットも，ネイルケアをベースに爪の状態や個々のニーズに合わせて技法を選択し，仕上げる．

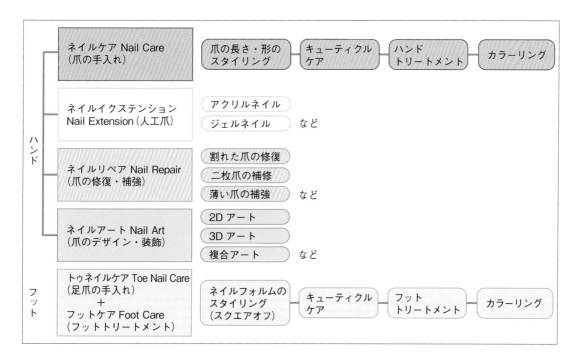

ネイルケア＆ポリッシュカラーリング

美容を目的としたネイルケアでは，爪と爪周りの保湿に加え，清潔感，見た目の美しさを重視し，①手指消毒，②爪の長さと形のスタイリング，③キューティクルケア，④ハンド＆ネイルトリートメント，⑤ポリッシュカラーリングなどの一連の施術を行う．およそ1週間〜10日後，⑥ネイルポリッシュを除去し，塗り替える．

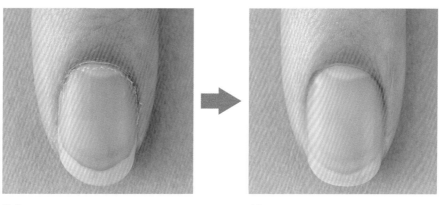

Before　　　　　　　　　　　　　　　　　　　After

ネイルケアの手順

① 手指消毒

施術部位に清拭消毒を行う.

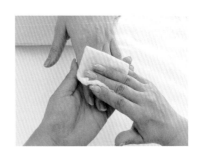

② 爪の長さと形のスタイリング

爪の長さと形の適切な選択により，指先の保湿効果が高まり，爪甲の耐久性も強くなる.

※爪の長さと形を整える際は，180 〜 240 グリッド程度のエメリーボード(紙やすり) を用いる.

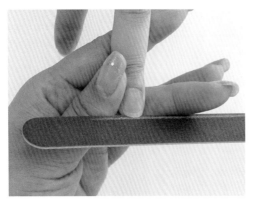

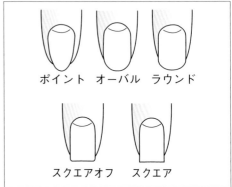

フリーエッジのフォルムと特徴

ポイント　オーバル　ラウンド

スクエアオフ　スクエア

③ キューティクルケア

後爪郭および側爪郭にダメージを与えないように注意しながら，美容目的でキューティクルラインを整え，爪甲表面に付着している爪上皮角質やささくれなどの角質を取り除く.

爪甲表面に皮膚角質が付着しているとネイルポリッシュやジェルネイル，アクリルネイルの定着が弱くなるため，キューティクルケアを行う.

※キューティクルケアの際に使用する化粧品は，保湿効果の高いキューティクルクリーム(主成分：ワ

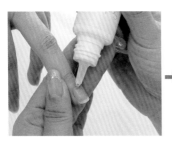

キューティクルリムーバー塗布

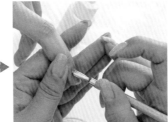

キューティクルプッシュ

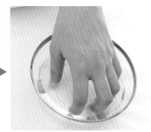

フィンガーボールに指先を浸す

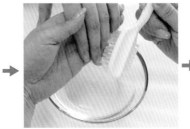

ブラシで洗う

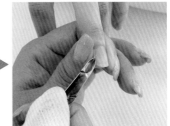

ささくれや爪上皮角質を除去

セリン，蜜蠟，ラノリンなど），または，アルカリ性のキューティクルリムーバー（水酸化ナトリウム，ラノリンなど）などである．なお，ここでは，弱酸性のキューティクルリムーバー（主成分：グリセリン，尿素など）を使用している．

※キューティクルラインを整える際に使用する道具は，金属製のキューティクルプッシャーや，ネイルマシーン（専用のプッシャーやビットを装着）である．

④ ハンド＆ネイルトリートメント

保湿およびリラクセーションのためのトリートメントを行う．

保湿効果の高い化粧品を用いて，ハンドマッサージやODT（閉鎖密封療法）を行う．

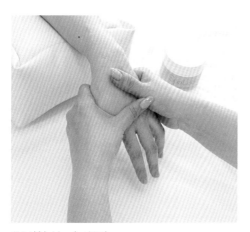 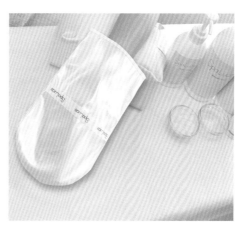

ハンドトリートメント　　　　　　　　　　　ODT トリートメント

爪の保湿

爪甲の水分量が12％以下になると，爪甲は脆くなり，亀裂やひび割れを生じやすくなる．

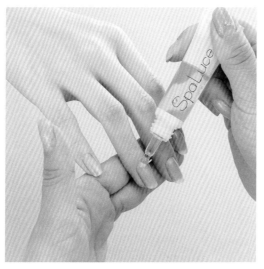 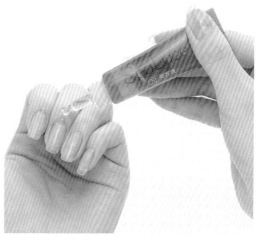

爪美容液：
分子量の小さい保湿成分を配合した水溶性のコンディショニング剤．

オイル美容液：
ホホバオイル，スクワランオイル等にセラミド等を加えた油性のコンディショニング剤．

⑤ ポリッシュカラーリング

お客様の好みに合わせて，ネイルポリッシュを塗布する．

ベースコートは，下地となる樹脂類［アルキッド樹脂，（トシルアミド／ホルムアルデヒド）樹脂］などの配合が多く，次に塗布するカラーポリッシュの定着を高める効果がある．

カラーポリッシュは，顔料，染料，パール剤・ラメ剤（雲母，PETフィルムアルミニウムコーティング）などを含んでいる．

トップコートは，硬い皮膜を形成する樹脂類（アクリル樹脂など）を多く配合し，艶と光沢を付与する．

※ネイルポリッシュの成分は，被膜形成成分（ニトロセルロース，樹脂類，可塑剤など）と，溶剤成分（成分の約60%が酢酸エチル，酢酸ブチル，アルコール類）で構成される．

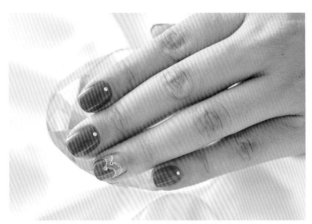

ネイルカラー仕上がり

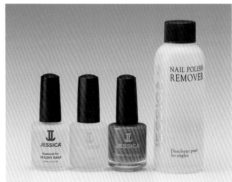

ポリッシュカラーリングで使用するネイル化粧品

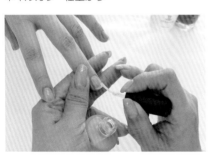

（1）ベースコート塗布

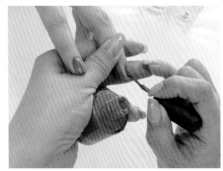

（2）ネイルカラーを塗布

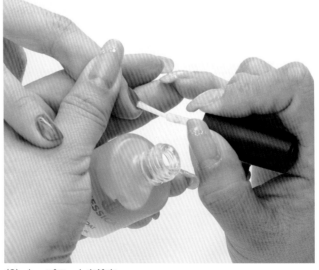

（3）トップコートを塗布

⑥ ポリッシュの除去

ネイルポリッシュを落とす．

※ポリッシュリムーバー（除光液）の主成分は，被膜溶解作用のあるアセトンに油性成分や保湿剤を加えたものである．ノンアセトンリムーバーの主成分は，酢酸エチル，酢酸ブチル，メチルエチルケトン（MEK）などに油性成分や保湿成分を加えたものである．

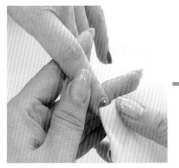 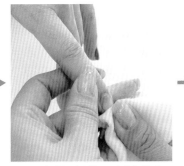 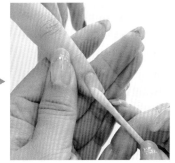

除光液をコットンに含ませて除去　　周りの皮膚に広げないように除去　　細部を除去

▦ アクリルネイル

アクリルネイルは，スカルプチュアネイルともいい，いわゆる付け爪（人工爪）の際に用いる技法である．歯科材料の常温重合レジンとほぼ同様の成分であり，アクリルパウダー（主成：PMMA または PEMA，過酸化ベンゾイル）と，アクリルリキッド（主成分：EMA，第3級アミン）を専用の筆で混合させ，長さや形，デザイン性を付与するネイルイクステンション（人工爪）である．

本稿では，自然な色調の仕上がりで，爪の長さを伸長する技法を図解する．

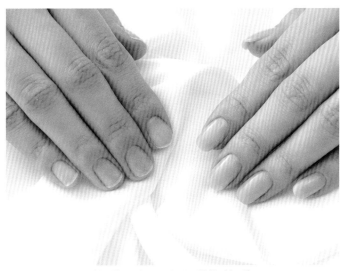

ナチュラルネイル（右手）アクリルネイル装着（左手）

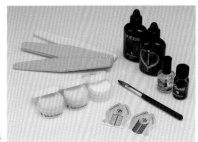

アクリルネイルで用いる材料

アクリルネイル装着の手順

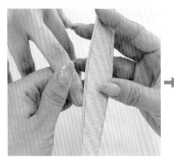

爪甲表面のサンディング
（被着面積の拡大）

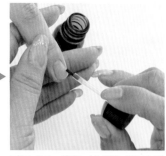

プライマー塗布（化学的相互作用
により接着を強化）

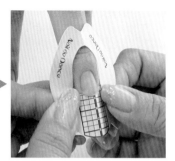

ネイルフォーム装着
（つけ爪の土台）

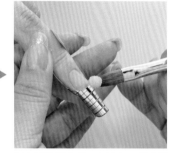

アクリルパウダー＋リキッドの混
合をのせる．約5分で硬化する

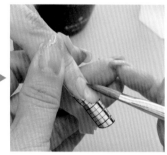

ネイルフォームの上で伸長する

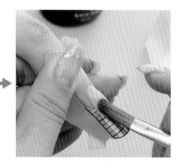

爪甲全体になじませ整形

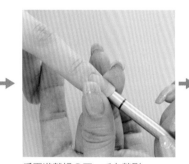

爪甲遊離縁のアーチを整形

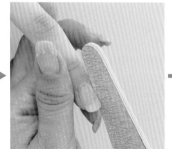

硬化後，滑らかに削って仕上げる

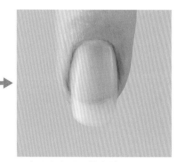

アクリルネイル仕上がり

アクリルネイルの応用

　爪甲縦裂をアクリルネイルで
リカバーした例を紹介する．
　28歳，男性．バイク事故に
より爪母および後爪郭の損傷に
より爪甲縦裂を生じている．
（第2指，第3指，第4指）

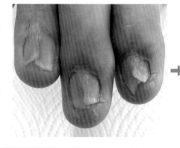

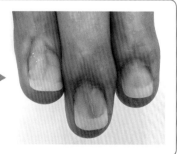

フット＆トゥネイルケア

　美容を目的としたフット＆トゥネイルケアでは，適切なネイルフォルムを形作ることで爪のトラブルを予防し，足の衛生を保つためのケアを行う．さらにトゥネイルのカラーリングを行う．①足の消毒，②スクエアオフに整える，③キューティクルケア＆爪周りの角質ケア，④フットトリートメント，⑤カラーリングなどの一連の施術を行う．

　フットケアは，足爪が1mm伸長するスピードに合わせて，約3〜4週間のペースで行う．

フット＆トゥネイルケアの手順

① 足の消毒

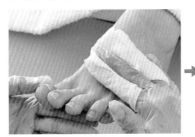

足の消毒

② 足爪のカット（スクエアオフ）

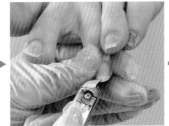

爪の長さカット

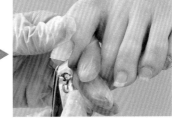

コーナー角のカット

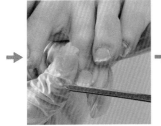

爪やすりで整える

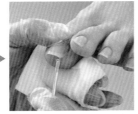

爪甲裏側の角質を取る（スクープ）

③ キューティクルケア＆爪周りの角質ケア

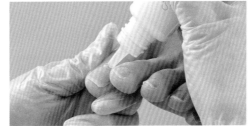

キューティクルリムーバー塗布

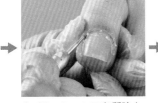

ネイルマシーンで角質除去

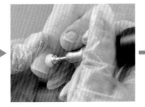

ブラシで洗う

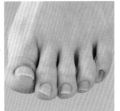

トゥネイルケア仕上がり

④ フットトリートメント

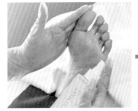

角質ケアローション塗布

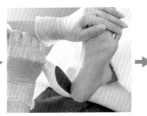

フットファイルで滑らかに仕上げる

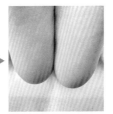

フットケア仕上がり

⑤ カラーリング

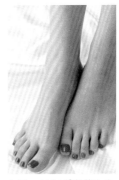

カラーリングを施した仕上がり

ジェルネイル

　現在，ネイルサロンで人気のあるメニューはジェルネイルである.

　装着した感じは，マニキュアとほぼ同様であるが，光硬化させるため，ネイルポリッシュと異なり乾かす時間が不要で，さらに美しい艶が約3週間程度は長持ちすることから人気を博している.

※ジェルネイルの成分は，主にウレタンアクリレートオリゴマーに，接着成分(アクリル酸，HEMA など)，光重合開始剤(ベンゾフェノン，アシルフォスフィンオキサイドなど)，着色剤などである.

※ ジェルネイル専用ライトについて(一例)：

　◇紫外線蛍光管ライトは，半値幅 362 ～ 380 nm，発光ピーク約 380 nm

　◇可視光線 LED ライトは半値幅 400 ～ 414 nm，発光ピーク約 407 nm

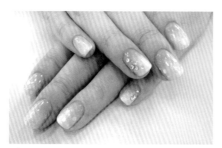
ジェルネイル仕上がり

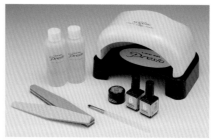
ジェルネイルで使用する化粧品・用具一式

ジェルネイルの装着方法

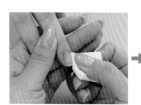
爪甲表面を清拭

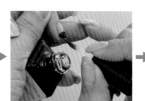
ベースジェル塗布

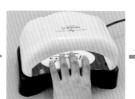
専用ライトで硬化

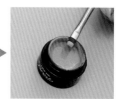
専用の筆にカラージェルをとる

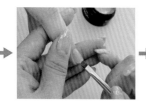
カラージェル塗布

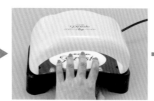
専用ライトで硬化　※ デザインによりカラー塗布が異なる

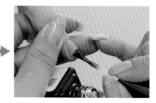
トップジェル塗布

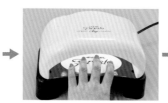
専用ライトで硬化

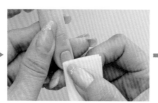
未硬化ジェルを溶剤で拭き取る

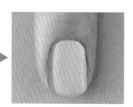
ジェルネイル仕上がり

ジェルネイルのオフ

　ジェルネイルは, ネイルポリッシュと異なり, 除光液で落とすことができない.

　(A) 専用のジェルリムーバー (主成分：アセトン, 保湿成分など) を用いて溶解して落とす, または,

　(B) 溶剤を用いず, すべて削って落とす, いずれかの方法を用いる.

　ここでは, (A) の方法を示す.

※不適切なジェルオフは, 爪甲を痛め薄くする原因となる.

①ジェルネイルの表面を削り, ジェルリムーバーが浸み込みやすくする.

　(a) やすり (ウォッシャブルファイル) で削る.

　(b) 専用のネイルマシーン (グラインダー) に専用チップ (切削用ビット) を装着して削る.

②ジェルリムーバーをコットンに含ませ, ジェルネイルの表面にのせ, アルミホイルで覆う.

※アセトンの揮発を防止し, 温めてジェルネイルの溶解を早める.

③約10分ほどでジェルネイルが溶解するので, 爪甲から剥がれたジェルネイルをオフし, スポンジファイルなどを用いて爪甲表面を滑らかに整えオフが終了.

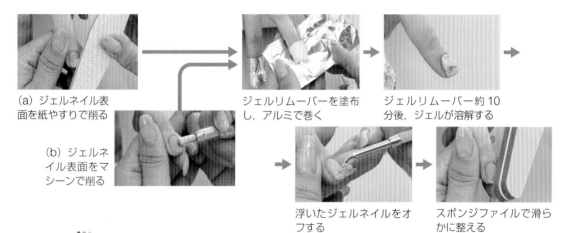

（a）ジェルネイル表面を紙やすりで削る

（b）ジェルネイル表面をマシーンで削る

ジェルリムーバーを塗布し, アルミで巻く

ジェルリムーバー約10分後, ジェルが溶解する

浮いたジェルネイルをオフする

スポンジファイルで滑らかに整える

おわりに

　身だしなみとしてのネイルケアから, 大切な日に指先を彩る特別なネイル, 指先から個性を表現するネイルアートなど, 個々のニーズに対応したさまざまなネイルがある. しかし, いずれも爪本来の機能を重視した健やかな爪がベースとなることが基本である.

　ネイル製品の多くは化学物質を含むものが多く, 適切な使用が欠かせない. ネイルポリッシュは, 配合成分である真溶剤の物理的変化により乾燥硬化するものであるが, ジェルネイルやアクリルネイルは, 重合によって化学変化をおこすため, 爪の状態を考慮し, 爪周りの皮膚に刺激とならないよう, 適切な施術が求められる. 安全なネイル施術によって, 今後, QOL向上に役立つ活動がますます広がっていくことを希求する.

　最後に, 安全で安心なネイル施術を行うために日頃よりご指導をいただいている東皮フ科医院 東禹彦先生に, 心より感謝を申し上げます.

文献

1) NPO法人日本ネイリスト協会：ネイル白書2023 (調査機関：株式会社矢野経済研究所)

2) 東 禹彦, 山口 豊, 萩原直見：co-medical ネイルケア 理論編Ⅱ, 株式会社 Future Nail, 東京, 2016

ネイルアートによる皮膚障害

岡村　理栄子

ここがポイント！

① 近年，爪のおしゃれの増加に伴い，爪トラブルも増えてきた．
② 爪のおしゃれ障害としては，黄色い爪，2枚爪，爪甲剥離症，折れ爪，感染症，器具による熱傷などがある．
③ 施術は高度な技術や知識が必要であるが，利用者が安易に真似をして障害をおこすことも多い．
④ 爪に対するおしゃれは，日本では日が浅く総じて知識が少ないため，皮膚科医による，業界や消費者に対する全般的な啓発が必要と考える．

はじめに

　爪のおしゃれは化粧の一環として多くの国で古くから行われてきたが，他の国に比し日本ではさほど盛んではなかった．

　しかし，和服を着る機会があまりなくなり，ピアスや染毛が和服には似合わないのと同じように，マニキュアをはじめとした爪のおしゃれが一般的になり，さまざまな年齢層で急速に盛んに行われるようになった．従来のネイルケアは，本来の健康で美しい爪を取り戻したいとの希望が主であったが，おしゃれ全体が過激・過剰となった現在，爪のおしゃれも多種多様になってきている．とくに若い世代はマニキュアにとどまらずネイルアートとして種々の行為を行い，そのためにさまざまな症例が散見される．

　さて，職業的に本格的にネイルケアが始まったのは1970年代である．当初は美容師が片手間に行い，甘皮をすべて切ってしまうというヨーロッパ式が主流であったために感染症が多いとされていた．しかし，徐々に甘皮を押し上げるようにして残すアメリカ式の方法をとるネイルサロンが出現し，現在ネイルサロンは盛んに利用されるようになっている．

爪のおしゃれの種類と利点

　サロンではマニキュアのほか「アーティフィシャルネイル」，すなわちスカルプチュアネイルやジェルネイルが施術される．高度な技術であり，また化学物質を使うために訓練が必要である．

　爪のおしゃれは，人にみせる満足感よりむしろ自分自身の満足感が得られるといわれている．コンピュータを使う時に自分の手指がよくみえるのが楽しいので必要だという人や，高齢になり爪が明るいと気分がよいという人もいて，有効なおしゃれの手段と認識されている．他のおしゃれと比べて，自分が楽しむという要素が強い．

　また，おしゃれだけではなく，爪の障害のために物をつかみづらくなったりしたときに

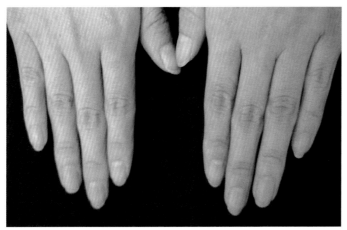

図1 マニキュアによる黄色い爪

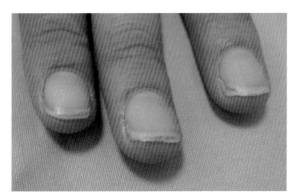

図2 マニキュアによる2枚爪

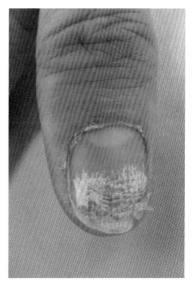

図3 爪の横溝

も使える. ジェルネイルで亀裂の入った爪の補修をしたり, 爪を補強したり短い爪に長さを足すこともできるとされている. しかし, なぜ爪がそうなったか原因をよく考えて施術しないと, その場かぎりでは同じ障害をくり返すことになる.

　サロンの料金は高いことから, 若い世代などは自分でサロンを真似て行い, 他の「おしゃれによる障害」と同様に, 知識不足のために爪や皮膚に疾病が生じることがある.

爪の黄ばみ

　自宅でよく行われるマニキュアによる障害で目立つのは爪の黄ばみである (図1). これは, マニキュアの被膜を形成するニトロセルロースという高分子成分から, ごく微量であるが亜硝酸や硝酸が溶出してきて爪のケラチンと化学反応をおこすために生じたものである.

　透明のマニキュアでも生じるので, 原因に気づかずに来院されることがある. マニキュア使用の頻度とは関係なく生じるため, 反応しやすい素因もあるのではないかといわれている.

2枚爪と爪甲剝離症

　爪甲層状分離症や, マニキュアを落とすときに使う除光液のアセトンによる2枚爪も, 爪のおしゃれ障害のひとつである (図2). 頻回にマニキュアを付け替えることで, マニキュ

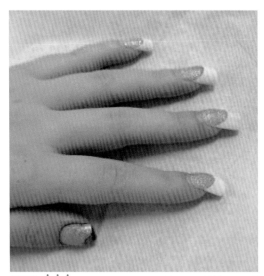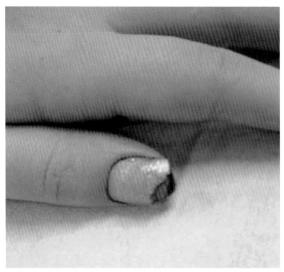

図4 セルフネイルによる誤った付け爪の装着により地爪が根元から折れた例

アと除光液の成分である揮発性のアセトンのために爪や爪周囲の脱脂や過度の水分の蒸発がおこり，タンパク質が変性したために生じる．マニキュアと除光液はセットとしてくり返し使用されることから，どちらがより多くの問題があるのかはわからない．いずれにせよ除光液を使用後は，必ず石けんで洗い流すようにすることが大切である．

爪への水分補給は爪床から行われている．爪甲と爪床は密着した状況で先端へと進む．しかし，爪の先の爪床から浮いた状態の端のところには，元来水分の補給が不十分であり，早く影響を受ける．爪が長いと乾燥しやすく，そのために脱脂，乾燥だけではなくバリア機能も落ちてしまう．そのため爪甲が爪床から離れて隙間ができ，この隙間は爪の先端から生じ次第に爪の中央部に進行する．こうして浮いた爪は黄白化し，爪白癬を思わせる変化となる．これを爪甲剥離症という．爪甲層状分離症とともに，これもマニキュアなどの影響が原因の症例もある．

爪の横溝

爪上皮（甘皮）は未熟な，できたばかりの爪甲を外力や化学物質から守る役目がある．そこを機械的・化学的に処理した際に傷つけると，爪に横溝ができてしまうことなどもよくある（図3）．

サロンでは，とくに甘皮を処置するステップが組み込まれている．その時にまず指先をふやかしプッシャーという器具で押し上げるようにする．それが強すぎたり深く上げすぎたりすると爪母に及び，横溝が現れる．その影響が現れるのは数週間後なので，気づかずに再び同じ行動をしてくり返したりする．サロンでされたことを自分で真似して失敗することもある．

スカルプチュアネイルとジェルネイルに伴う障害

さて，爪のおしゃれの高度なものとしては，スカルプチュアネイルがある．スカルプチュアネイルはアクリルのパウダーとリキッドを混ぜたものを爪につけて固化することにより

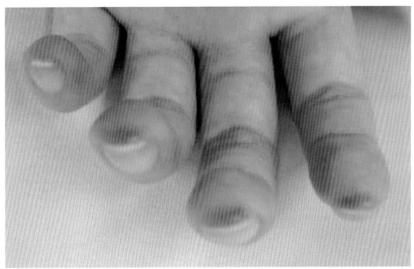

図5 ジェルののせすぎや指先に付着したジェルなどが原因で紫外線照射装置で硬化する際，熱傷が生じた例

強度を与えたり，短い爪に長さを足したりすることを目的とした「アーティフィシャルネイル」である．アクリルをつくる過程で，モノマーなリキッドと触媒であるパウダーを混ぜることで人工爪を作り，その上に模様を載せてゆく．その結果，爪の上にかなり重いものを載せることになり，皮膚科医としては日常生活に支障を来さないか心配である．本人が希望すれば，ますます爪の健康が損なわれ，日常生活が不便になるとわかっていても，行ってしまう．

　図4は，日常生活のなかで付け爪が折れ，それに伴い本物の自分の爪も折れてしまった症例である．

　ジェルネイルはアーティフィシャルネイルの一種で，光重合開始剤を含んだゲルを紫外線に当て重合させる化学反応を用いて，亀裂の入った爪や薄く折れやすい爪を補強し，長さを足す技術である．紫外線の波長は不明であるが，工程中5回爪周囲に照射し，そのうち1回は爪を下に向けて1分間照射する．この時に爪のない部分を紫外線からカバーしなくてはならない．この紫外線を出す機械が市販されており，その説明書には「プロフェッショナルユーズ」と記載があるが，自分で購入して施術したために熱傷が生じた例を示す（図5）．

爪の感染症

　前述のように，アーティフィシャルネイルとは本来の爪にアクリルネイルやチップなどの人工的な材料を載せるものであるが，人工物とフリーエッジ（爪甲遊離縁）との間に水がたまり，それを放っておくと真菌に感染することがある．はじめは緑色で，業界ではモールド（mold）とよばれているが，放置すると黒ずんでくるので，そうなれば医療機関を紹介するように，業界団体から指導されている．

　スカルプチュアネイル（従来の普通のアクリルパウダーを用いたネイル，図6はいじりすぎて化膿した例）は，剥がすとき擦り取るようにしなくてはとれず，数週間そのままであるために前述の真菌感染が生じることがある（図7）．そのため，最近では化学的に容易

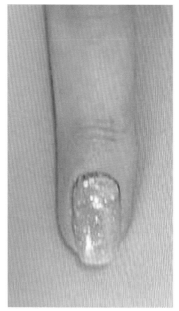

図6 爪をいじりすぎて化膿した例

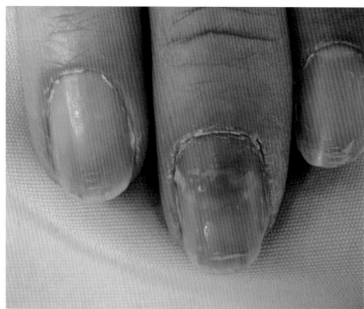

図7 スカルプチュアネイルから感染症を生じた例

に除去できるジェルネイルが盛んに用いられるようになった．しかしジェルネイルは前述のように紫外線を使用するので，自宅などでは施術しないように器具の販売を制限すべきだと考える．

　こういったトラブルを防ぐためには，アーティフィシャルネイルを除去する際にアセトン液に浸け，薄く残ったスカルプチュアは器具で削り取り，その後保湿するといったメンテナンスが必要である．

おわりに

　他のおしゃれと同様，爪のおしゃれはマスコミなどで多く取り上げられ，業界全体で積極的に宣伝しており，初めて買う化粧品はネイルケアという年少者もいる．また，専門誌以外の誰でも読むことのできる雑誌にもおしゃれの具体的な方法などの詳細が載っており，たとえばポリッシュネイル（従来のマニキュア）のデザインや甘皮を押し上げるための道具，紫外線ライトの紹介やジェルネイルのやり方が記載されている．

　しかし施術中は化学物質を使っており，とくにアセトンなどは簡単に引火する危険がある．そのため化学物質の扱い方などに注意するように業界からの指示はあるものの，現実にはネイルアートは気軽にエステサロンや化粧品店の店先で行われており，消費者も施術者も安易に考えている傾向がある．

　爪に対するおしゃれは日本では歴史が浅く，そのために全般的に知識が少ない．業界や消費者に対する正しい知識の普及・啓発が必要と考える．

5 靴の選び方

吉本　錠司

ここがポイント!

① 足トラブルをかかえる患者さんにとって, 正しい靴選びは QOL 向上の有力な手段である.
② 正しい靴の選び方について, 症状別に爪トラブル, 外反母趾, ハイアーチ・凹足, 胼胝・鶏眼の靴選びのポイントを述べる.
③ お勧めは紐またはマジックバンドで調節できて, インソールを取り外すことができる靴である.
④ 糖尿病患者さんの靴選びは, より慎重に行う必要がある.

はじめに

　高齢者の QOL を高めて健康寿命を延ばすことで, 医療の現場においては寝たきり患者を減少させ, その結果医療・介護コストの削減に貢献できる. その内の一つの方法として, 足に疾患をもつ患者さんの QOL を高めることがあげられる. こういった患者さんのなかには, 不適切な靴を選ぶことで, 外反母趾, 扁平足, 糖尿病による足病変などの足の変形による靴擦れをおこしたり, 胼胝・鶏眼(たこ・うおのめ), 爪などの痛みにより, 歩行が困難になる症例も見受けられる.

　患者さんの症状に合った正しい靴とは何かを知ることで, 患者さんの足を健康に保ち, 痛みのない歩行へとつなげていくことが可能である. それにもかかわらず医療現場においては, さほど靴選びが重要視されておらず, どの靴が患者さんに合うのか正しく伝えられていないことが多い.

　今回, 済生会川口総合病院皮膚科部長 高山かおる先生にご紹介をいただき, 医療用の整形靴技術者の立場から, 症状別の靴選びについて解説する. とくに多く遭遇する爪のト

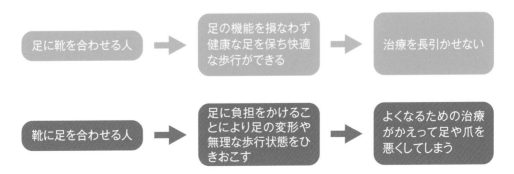

図1　「靴に足を合わせる人」と「足に靴を合わせる」人の違い

48

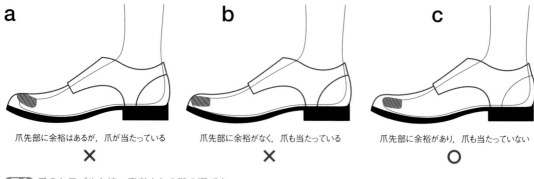

爪先部に余裕はあるが，爪が当たっている ✕ 爪先部に余裕がなく，爪も当たっている ✕ 爪先部に余裕があり，爪も当たっていない ○

図2 爪のトラブルを持つ患者さんの靴の選び方
(c) の「爪先部に余裕があり，爪も当たっていない」靴を選ぶ.

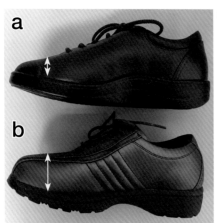

図3 トーボックスの高さ
(a) トーボックスが低い靴.
(b) トーボックスが高い靴.

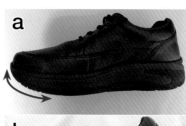
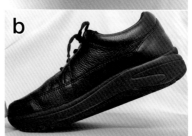

図4 ローリングソールシューズ
(a) 通常の状態.（矢印のようなつま先部分のソールの形状をローリングソールという）
(b) 前を押すと踵が持ち上がる. MTP関節を曲げなくても歩ける利点がある.

ラブルや外反母趾，胼胝・鶏眼，糖尿病の足トラブルをもつ患者さんについて，実際にどのように靴選びを行うか，医療現場の方々に知っていただければ幸いである.

正しい靴選びの重要性

　靴を選ぶ際に重要なのは，まず「足に靴を合わせる」ことである. しかし，デザイン等の問題から，人は往々にして「靴に足を合わせ」ようとする. 正しい靴選びができず，誤った靴を購入してしまうと，次の3つの問題がおきる.
　1) 過度に足に負担をかけ，より症状が悪化する.
　2) 症状が悪化することで，痛みによる苦痛が生じる.
　3) それでも，人によっては購入した靴を捨てきれずに，無理をして履き続けることでさらに症状が悪化する.
　図1に「靴に足を合わせる人」の問題点と，「足に靴を合わせる人」の利点を述べた.

症例別　正しい靴の選び方

①爪のトラブル

　爪のトラブルとしては，巻き爪，陥入爪，肥厚爪などがあげられる. いずれの爪トラ

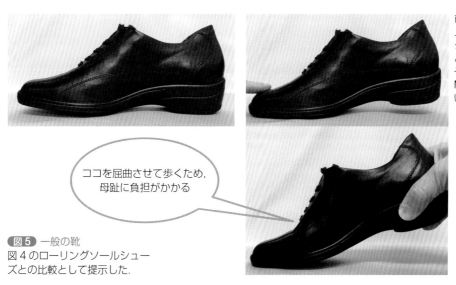

前を押すと踵が持ち
上がるが, ローリン
グソールシューズほ
どではない.
そのため歩行時に
MTP 関節部を曲げな
いと歩けない

ココを屈曲させて歩くため,
母趾に負担がかかる

図5 一般の靴
図4のローリングソールシュー
ズとの比較として提示した.

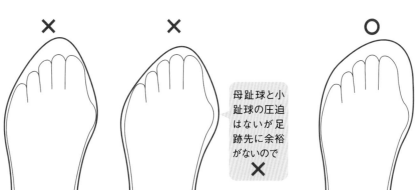

母趾球と小
趾球の圧迫
はないが足
跡先に余裕
がないので
×

図6 外反母趾をもつ患者さんの靴の選び方
母趾球と小趾球および足趾先に余裕のある靴を選ぶ.

ルについても, 下記の点に注意して選ぶとよい.

　1）つま先に爪が触れてないこと（図2）

　2）つま先に余裕があること（図2）

　3）トーボックス（図3）の高めな靴を選ぶ

　4）ローリングソール（図4）の靴を選ぶ

　ローリングソールの靴は, 陥入爪などで母趾に体重をかけると痛い患者さん向けの靴である. 一般の靴との違いを図4, 5に述べた. 最大の違いは, 靴の前を押すと MTP 関節を曲げなくとも踵が持ち上がり, 歩ける点である.

②**外反母趾**

　外反母趾も足トラブルの中では非常に多い部類の疾病である. 対策としては,

　1）先の尖った靴は履かない（足趾を圧迫するため, および外反母趾を治そうとしているのに足趾が開く余裕がないため）

　2）外反母趾だからといって, 足の形状どおりに母趾を締めつけるような靴は選ばない

　3）オブリークトー（図7）の靴を勧める（母趾が元の形に戻るための余裕がある）

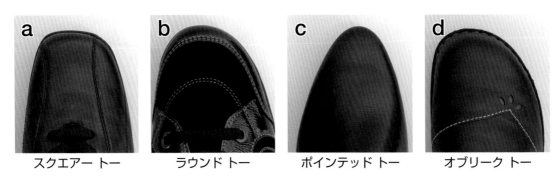

| スクエアー トー | ラウンド トー | ポインテッド トー | オブリーク トー |

図7 トーの種類
外反母趾にはオブリークトー（d）の靴を選ぶとよい.
ただし，絶対オブリークトーの靴でなければならないということはなく，他の形状の靴でもつま先に余裕のある履き方ができればよい.

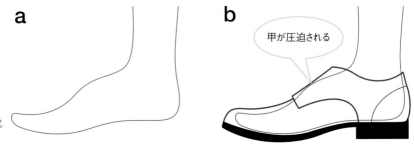

図8
アーチが高い人（a）と靴トラブルの生じる部分（b）

などがあげられる．母趾球と小趾球の圧迫を避けること，足趾先に余裕があるような形状の靴を勧める（図6）．オブリークトーの形状については，ほかのトーの形状とともに図7に示した．

③アーチが高い人

ハイアーチで靴トラブルに悩む人は，ヒールの高めの靴を選ぶと，安定感を増すため楽である．ヒールの高さは，女性，男性ともに任意でよい．

また，ハイアーチの人は甲が高いため，甲が圧迫されると痛くなる（図8）．そのため靴の甲の部分が調節できる靴（紐靴，マジックバンド，図9），あるいは甲の覆いのない靴（パンプスのような靴）がよい．

④胼胝・鶏眼

胼胝・鶏眼のできやすい箇所を図10に示した．胼胝・鶏眼をもつ人の靴の選び方としては，次の2点が大切である．

1）紐で調節ができる靴
2）インソールの調整ができる靴

胼胝・鶏眼については靴の中で足がズレないことが大切なので，1）の紐で調節ができる靴を選ぶことで，靴ずれがおきにくくなる．

また，2）のインソールの取り外しが可能な靴（図11）であれば，圧を分散するインソール（図12）を製作・装着することで，患部の負担を和らげ，痛みを緩和できる．インソールの調整としては，元々入っているインソールを利用するか，本人専用のインソールを作って元のインソールと入れ替える（図13）．

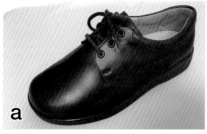 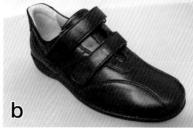

図9 甲を調節できる靴（a：紐靴，b：マジックバンド）

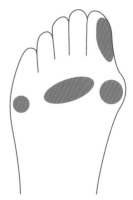

図10 胼胝・鶏眼のできやすい箇所

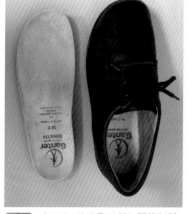 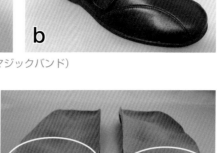

図12 足裏に圧をかけないためにインソール上で凹凸をつける（囲み）

図11 インソールの取り外し可能な靴

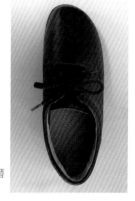

図13 インソールを入れ替えて靴内環境をよくする

足トラブルをかかえる患者さんの靴の選び方のポイント

　今まで足トラブルをかかえる患者さんの靴選びについて，症状別にそのポイントを述べてきた．そのなかで筆者のお勧めのポイントは以下の2点である．

① 紐靴あるいはマジックバンドの靴

　ヒモやマジックバンドなどの調節をすることができる靴であれば，多少の足の変化（腫れる，痩せる）に対応できる．

② インソールが取り外せる靴

　厚めのインソールを取り出すことで，インソールの調整ができる．たとえば，足がむくんで靴が履けない場合は，インソールを薄く削ることで，（インソールの効果は減るが）対応できる．

安全靴の選び方

　安全靴を履くことが必須の職業の方の場合，どのような靴を選べばよいか，その選び方のポイントは意外と知られていない．

　今まで筆者が安全靴で足にトラブルをもった方と接した経験はさほど多くはない．しかしその大半は足と靴のサイズが合っていないケースが多いように思える．

　なかでも多いのは，足長に対して靴が小さいことである．安全靴はトーボックスに余裕

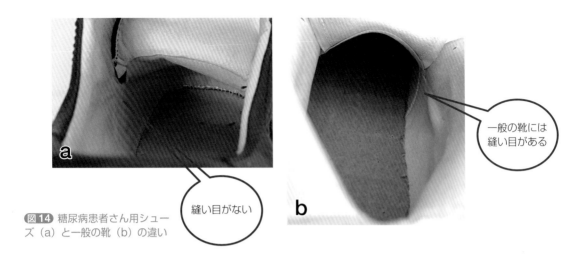

一般の靴には
縫い目がある

縫い目がない

図14 糖尿病患者さん用シューズ（a）と一般の靴（b）の違い

をもたせているため，小さめなサイズでも履いた瞬間は小さいとは感じにくい．そうした錯覚から爪先に余裕のない靴を選んでしまう傾向がある．その結果，つま先が靴の先端，または両脇に当たりやすくなる．

　安全靴はつま先が硬いため，足趾が靴に当たっている場合は，一般の靴よりも足を痛めるリスクが高い．

　足の足長に対して靴が小さい場合，足趾がハンマートーになってしまったり，足趾先端や母趾・小趾の側面に胼胝を生じたり，爪が変色したりするなどの弊害が生じる．

　安全靴は，足と靴とがしっかり合っていないとトラブルを招くが，最初から合っている靴を選ぶのは難しい．そのためインソールや靴底の加工などを利用して，よりフィット性を高めることが重要である．

糖尿病患者さんの靴の選び方

　糖尿病患者さんは神経障害を合併していることが多く，そのため足趾の感覚がないことが多い．この場合は十分に注意して靴を選ぶ必要がある．

　選び方のポイントとしては，

1）窮屈な靴，アッパーの硬い靴は選ばない

2）内張り部分の縫い目が少ない靴を選ぶ（少なければ少ないほどよい）（図14）

3）ある程度足部全体に余裕があって，足の甲で調節ができる靴を選ぶ

4）厚めのインソール（取り外し可能）が入っている靴を選ぶ（図15）

5）ローリングソール（図4）の靴を選ぶ（MTP部に潰瘍などがある患者さんに必要）

サイズの合った靴を選ぶためには

①足のサイズと靴のサイズの違い

　足のサイズと靴のサイズは必ずしも同じではない．たとえば，靴下の厚さなどにも左右される．

　靴のサイズ表示だけみて「私は○○cmだから××cmだと大きいからダメ！」と決めつけてはいけない．

　スニーカーは小さめにできているため，足の実寸23cmの人が25cmのスニーカーを

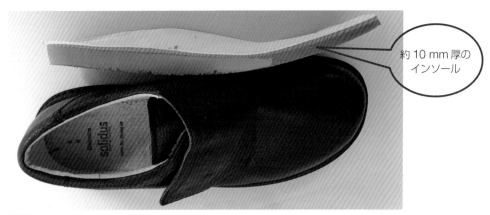

約10mm厚の
インソール

図15 糖尿病患者さん用のシューズのソールは 10 mm 厚の，厚めのインソールがよい

履く場合もある．

　靴はサイズ表示で判断せず，実際に履いて確かめることが重要である．

②足趾をよく使う人と使わない人の違い

　また，日ごろ足趾を使っている人（足趾がよく動く人）と使わない人（足趾があまり動かない人）とでは，選ぶ靴のサイズも変わることは，覚えていて役に立つと思われる．

　足趾を動かしている人は動かせる広さを求めるが，動かしていない人は靴の中の空間を好まない．この2つの違いを空いている電車とギューギューに混んでいる電車に乗った人にたとえてみることができる（つり革は使わないこととする）．足趾を動かしている人は，空いている電車内で立っていても踏ん張ることができるので倒れない．一方，足趾を動かしていない人は，踏ん張る力がないのでギューギューに混んでいる電車内のほうが安心して立っていられる．つまり人に寄りかかって（人の助けを借りて）立っているというわけである．

　実際，足趾を動かしていない人に少し空間のある靴を履かせると，「足が靴の中で動いて歩きにくい」「安定感がない」「疲れる」などの声が返ってくる．自分で足趾を使わないぶん，靴に頼るのである．

おわりに

　本稿では，症状別の正しい靴の選び方について解説した．足の健康は，患者さんの健康寿命を延ばすことにつながり，医療，介護の国費負担を軽減することに貢献できる．また，何より，患者さん本人の痛みを軽減し，順調な患部の治癒につながる．

　今後は，足に疾患をもつ方々への正しい靴選びについて，医療機関のみならず，患者さん，靴店，メーカーが連携して，社会的に啓発活動することが求められる．

註：今回の靴選びについてはパンプスタイプの靴は除外しております．足の甲で調節ができる靴を対象としています．

Part 2. エキスパートが語る

難治な爪の診断と治療

6 爪真菌症の診断と治療

仲 弥

ここがポイント！

① 爪真菌症と鑑別すべき疾患は多く，確定診断には必ず直接鏡検で菌の存在を確認する．
② 爪白癬では主に爪下の角質増殖，爪の肥厚・脆弱化，黄白色調の混濁などが認められる．
③ 厚硬爪甲，爪甲剥離症，爪乾癬，抗真菌外用薬の結晶や爪カンジダ症との鑑別が重要．
④ 視診のみで爪真菌症の治療を開始してはならない．
⑤ 爪白癬治療の第一選択は抗真菌薬の内服で，軽症例には爪外用液も有効である．

はじめに

　爪真菌症は皮膚科の日常診療においてもっともよく遭遇する爪疾患で，その大部分を占める爪白癬には日本人の10人に1人が罹患していると推定されている．通常，爪白癬は足白癬の病巣が拡大し，白癬菌が爪に侵入することにより生ずる．臨床的には主に爪下の角質増殖，爪の肥厚・脆弱化，黄色または白色調の爪甲混濁などが認められる．

　爪真菌症と鑑別すべき疾患は多く，また靴との摩擦や患者が自ら爪を削る行為など，爪に人為的な変化が加わっていることもあるので，診断を確定するには真菌学的に菌の存在を確認する必要がある．視診のみで治療を開始することは厳に慎まなければならない．

爪真菌症は眼で診ただけで診断できるか

① 一見爪白癬を思わせる症例（図1）と爪白癬にみえない症例（図2）

　図1の症例は，近医で爪白癬の治療を受けたが一向に改善しないということで来院した．この患者は1年前にも"爪の水虫"を主訴に来院しているが，そのときには爪から真菌は検出されず，厚硬爪甲の診断をしてお帰りいただいた．しかし，おそらく納得できなかったのであろう．その後，近くの皮膚科を受診し，一度も真菌検査を受けることなく，処方された抗真菌薬を半年間内服したとのことであった．前医は眼で診ただけで爪白癬と診断したものと考えられた．しかし臨床的には両足とももっとも長い第2趾の先に皮膚の角化があり，その部位に一致して爪変形が認められていることから，趾先が靴の中で擦れて形成された厚硬爪甲を疑うべきと思われた．念のため直接鏡検を施行したが，今回も真菌は認められなかった．患者には，爪の水虫ではないのでその治療をしても改善しないのは当然である旨を説明して，ようやく納得していただいた．

　一方，図2の症例は爪甲が脱落し，一見爪白癬にはみえないが，直接鏡検で菌が検出された．病変部の爪を自分で削っていたため，爪白癬に特徴的な所見が失われてしまったのである．爪真菌症ではこのような二次的な修飾が加わっていることもあるので，問診を含めた注意深い診察が必要である．

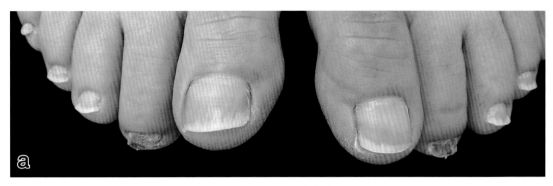

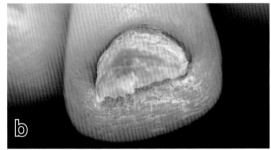

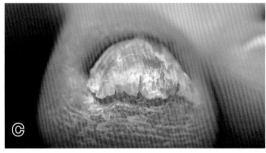

図1 64歳，女性．趾先が靴の中で長年擦れて形成された厚硬爪甲

（a）両足第2趾の先に皮膚の角化があり，その部位に一致して爪変形が認められる（b：右第2趾，c：左第2趾）．

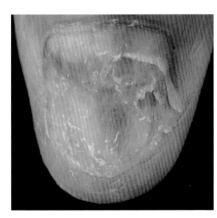

図2 69歳，女性．左親指の爪甲が脱落した爪白癬

直接鏡検で真菌（＋）．病変部の爪を自分で削っていたため，爪白癬に特徴的な所見が失われている．

② 爪真菌症は眼で診ただけでは診断できない

　最近は，皮膚科専門医でも爪真菌症の診断時に顕微鏡検査をしない医師がかなりいると聞いている．はたして爪白癬を視診だけで確実に診断できるだろうか．確かに典型例は診断できるかもしれないが，それでも確実というわけにはいかないであろう．実際，典型的と思っても顕微鏡検査の結果と食い違うことがよくある[1]．また，爪の異常で受診する患者の半数は爪白癬ではないともいわれている[2]．Tsunemi らが爪疾患の写真113枚を31人の皮膚科医に見せて，視診だけで爪白癬か否かの回答を得たところ，正答率は68％であった[3]．この報告では経験を積んだ皮膚科医でも診断の精度は高くない，つまり爪白癬の視診はけっこう外れると結論づけている．

診断には直接鏡検が必須

　いかなる疾患も正確に診断するには，まず臨床経験を積んで診断力を養うことが重要であるが，爪真菌症ではさらに直接鏡検に習熟することが重要である．

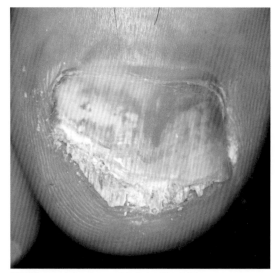

図3 遠位側縁爪甲下爪真菌症（DLSO）

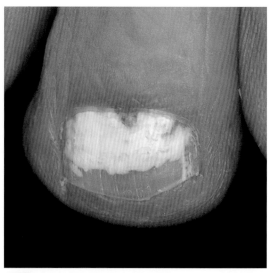

図4 表在性白色爪真菌症（SWO）

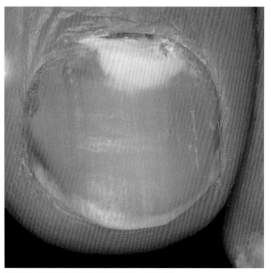

図5 近位部爪甲下爪真菌症（PSO）

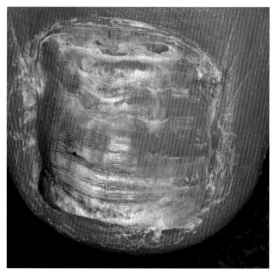

図6 全異栄養性爪真菌症（TDO）

① 爪白癬

　爪白癬では菌は爪甲下角層に寄生することが多いので，爪の下層の黄白色に混濁し脆く_{もろ}なった部分から検体を多めに採取する．菌がみつかりにくい場合には，爪の混濁部のうち，健常部との境界に近いところにドリルなどで穴を開け，爪の深部から検体を採取すると菌がみつかることが多い．爪の表面が粗糙化している場合には，表面からも菌要素が検出される．また，爪の表面に白い膜を形成している場合には，その膜を剥がして検査材料とする．

② 爪カンジダ症

　爪カンジダ症では爪の下層を掘る必要はなく，爪の側縁の混濁部を削り取る．なお，カンジダ爪囲炎を伴う場合には爪囲を圧すると膿汁を排出することがあるので，これを検査材料とする．

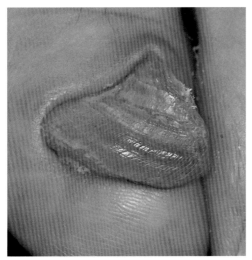

図7 爪甲鉤彎症

③ 注意点

　爪白癬においては一度の直接鏡検では真菌を検出できないことがある．したがって，臨床的に爪白癬が疑われるにもかかわらず菌がみつからないときには，納得がいくまで（患者の許容範囲内で）検査をくり返す必要がある．また前医の診断を鵜呑みにしないで，自分で確認する姿勢が大切である．

爪真菌症の病型

　爪白癬は通常，足の病巣が拡大し爪に波及することにより生ずる．原因菌は爪の先端下部または側縁から入り込み増殖するため，爪下の角質増殖が生じ，爪先端が肥厚・脆弱化し，黄色または白色調に混濁する．この変化は徐々に爪基部方向に進行するが，通常爪表面は侵されず光沢も保たれている．脆くなった角質が脱落して爪甲剥離を来すこともある．爪真菌症ではこの遠位側縁爪甲下爪真菌症（distal and lateral subungual onychomycosis：DLSO）（図3）がもっとも多く，90％以上を占める．

　そのほか，爪の表面に菌が付着し増殖して白い膜を形成する表在性白色爪真菌症（superficial white onychomycosis：SWO）（図4），爪基部の爪甲下に菌が入り込み増殖し，病変が先端方向に進行する近位爪甲下爪真菌症（proximal subungual onychomycosis：PSO）（図5），これらの病巣が進行して爪全体に病変が及び，変形する全異栄養性爪真菌症（total dystrophic onychomycosis：TDO）（図6）などがある．

　PSOはAIDSや糖尿病患者にしばしばみられるので注意を要する．

爪真菌症の鑑別診断

　爪疾患の診断においては直接鏡検が重要であるが，すべての爪疾患に施行する必要はない．ある程度視診で鑑別し，あたりをつけたうえで直接鏡検を施行し，診断を確定することが効率よく診断するコツである．以下に各病型における鑑別疾患と鑑別点を記す．

① 遠位側縁爪甲下爪真菌症（DLSO）

　DLSOでは爪白癬と爪甲鉤彎症（図7）を含めた厚硬爪甲との鑑別が必要なことが多い．

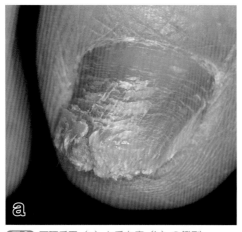
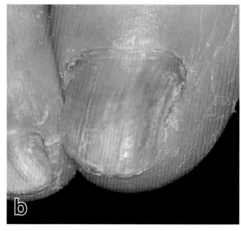

図8 厚硬爪甲（a）と爪白癬（b）の鑑別
左右とも第1趾爪が褐色調で肥厚しているが，右は爪囲に鱗屑を伴い，爪甲下に黄白色の混濁が認められる．検体採取時に左の爪は硬くて削りにくいが，右は脆く削りやすい．

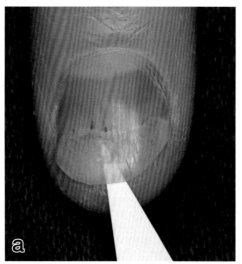
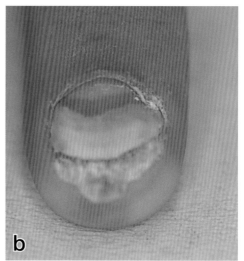

図9 爪甲剥離を認める場合の鑑別
外的刺激によるもの（a）は爪甲下に線状出血がみられ，白癬によるもの（b）は爪甲下の角質増殖がみられることが多い．

　大まかな鑑別点としては，爪白癬は足白癬に併発しやすいこと，爪甲下に黄白色の混濁を認めることが多いこと，また厚硬爪甲は硬く削りにくいのに対し，爪白癬では爪甲下の角質が菌により蝕まれているため脆く粉状で，検体を採取しやすいことなどがあげられる（図8）．ただし，厚硬爪甲と爪白癬が併発していることも稀ではない．その場合，治療により爪白癬が治癒しても爪変形は残るので，治療開始前にその旨を患者に伝えておかないと，後にトラブルを引きおこす可能性がある．

　また爪甲剥離を認める場合にも，外的刺激によるものか，白癬によるものか紛らわしいことがある（図9）．前者では爪甲下に線状出血，後者では爪甲下の角質増殖がみられることが多い．なお爪カンジダ症でも爪の遠位・側縁部に混濁肥厚を認めるほか，爪甲剥離を呈することもあるので鑑別を要する．

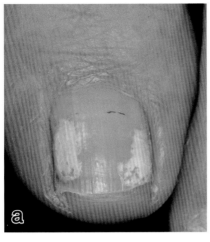 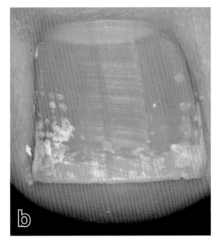

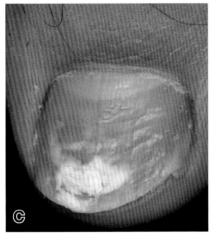

図10 SWO 型の爪白癬の鑑別
SWO 型の爪白癬（a）では抗真菌外用薬の
結晶（b）や爪カンジダ症（c）との鑑別が
必要である．

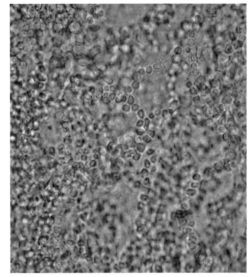

図11 SWO 型の爪白癬の菌学的所見
SWO 型の爪白癬では大型の分節胞子を多数認める
ことが多い．

② 表在性白色爪真菌症（SWO）

　SWO では爪白癬と抗真菌外用薬の結晶や初期の爪カンジダ症との鑑別が重要である
（図10）．視診では爪白癬と爪カンジダ症を見分けるのは難しく，直接鏡検で鑑別する．
この場合，SWO 型の爪白癬では通常と異なり，大型の分節胞子を多数認める（図11）．
このとき，検体をカバーグラスの上から押し潰すと，分節胞子がバラけて，ぶどうの房状
の胞子集塊にみえ，カンジダ菌と見間違えることもあるため，押し潰さないようにする．
また，爪カンジダ症が進行すると白癬菌類似の菌糸状形態を示すようになるので，注意が
必要である．

③ 近位部爪甲下爪真菌症（PSO）

　PSO では爪白癬と爪乾癬およびカンジダ性爪囲炎との鑑別が重要である．爪乾癬では
爪囲や他部位の皮膚に乾癬病変を認めることが多い．また，点状陥凹，爪甲剥離，爪甲下

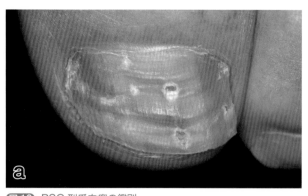
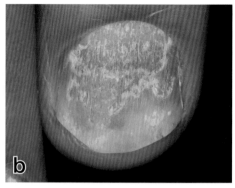

図12 PSO 型爪白癬の鑑別
爪乾癬では点状陥凹，爪甲剥離，爪甲下角質増殖，爪根部の爪変形，横溝などの特有な病変が認められる.

角質増殖，爪根部の爪変形，横溝など爪乾癬に特有な爪病変もあるので，見落とさないようにしたい（図12）. カンジダ性爪囲炎は主に手指の爪囲の発赤・腫脹で始まるが，進行すると爪の基部が変形し白濁するので，PSO 型爪白癬との鑑別が必要となる.

④ 全異栄養性爪真菌症（TDO）

TDO に類似の爪変形は乾癬，掌蹠膿疱症，円形脱毛症，扁平苔癬，疥癬などの皮膚疾患でも認められる. その場合には爪病変が進行して"なれの果て"となり，特徴的な病変を失っていることが多いので，視診で鑑別するのは難しい（図13）. 皮膚の観察もあわせて行い，直接鏡検で確認する.

爪真菌症の治療

① 爪白癬

爪白癬では第 1 選択としてホスラブコナゾール 100 mg/ 日の 12 週連日投与，テルビナフィン 125 mg/ 日の 3 ～ 6 カ月連日投与またはイトラコナゾールのパルス療法を用いる. この場合，内服中止時に直接鏡検で菌要素が認められても死菌である可能性が高いこと[4]，また爪が生え変わるのに手爪では半年，足爪では 1 年を要することから，臨床的に病変が残っていても内服を中止して問題ない. その後も症状の改善は続くので，そのまま経過を観察する. 抗真菌薬を 3 ～ 4 カ月内服した時点で，病変部が先端方向に 3 ～ 5 mm 移動すれば有効，移動が認められない場合は無効と，ある程度判断できる. 無効の場合には，用量増加あるいは他剤への変更を試みるとよい.

併用薬や合併症などにより内服できない場合や内服を希望しない例，また病変が爪の表面や遠位端に限局する軽症例では，爪白癬用外用抗真菌薬（エフィナコナゾールまたはルリコナゾール）を 1 回 / 日塗布する.

爪甲肥厚や爪甲剥離が著明な例，爪甲内に空洞を形成する例では内服療法でも難治のことがある. この場合にもグラインダーなどにより病変部を切除し，抗真菌薬を外用することにより治癒率は上昇するので試みるとよい.

② 爪カンジダ症

カンジダ性爪囲爪炎と爪カンジダ症に対しては，外用では十分な薬効が期待できないので，イトラコナゾール 100 mg/ 日内服を第一選択とする.

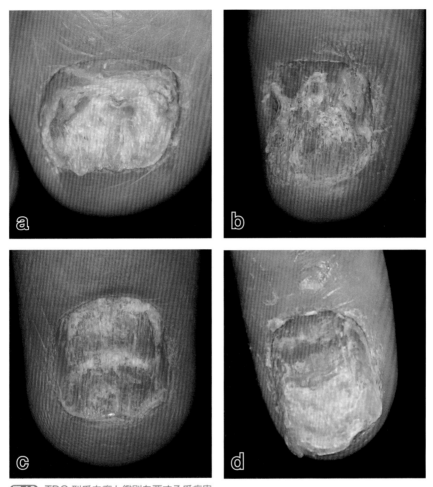

図13 TDO 型爪白癬と鑑別を要する爪疾患
（a）掌蹠膿疱症，（b）円形脱毛症，（c）扁平苔癬，（d）爪疥癬.

おわりに

　臨床的に爪真菌症と鑑別すべき疾患をあげ，診断のポイントを記した．確定診断には直接鏡検が不可欠であるが，この技術は一朝一夕には習得できない．経験を積んだ皮膚科専門医の指導のもとで，毎日何人もの患者の皮疹を丹念に観察し，顕微鏡所見と見比べながら，修行を積んで初めてコツがつかめる．つまり臨床を離れての菌の検出はありえない．また，「皮膚科に通ったのに水虫が治らない」という患者も多く，そのほとんどがきちんとした真菌検査を受けていないのが現状である．少しでも真菌症を疑ったら，研修医時代から積極的にこの検査をする習慣をつけることが，習熟の早道である．

文献

1）仲 弥：J Visual Dermatol 1: 780, 2002
2）Allevato MA: Clin Dermatol 28: 164, 2010
3）Tsunemi Y et al: J Dermatol 42: 221, 2015
4）テルビナフィン真菌研究会：西日皮膚 67: 258, 2005

7 陥入爪の治療とコツ

齋藤　昌孝

ここがポイント!

① 陥入爪では，爪甲側縁の刺入と軟部組織の炎症の悪循環が生じている．
② 発症早期に適切な治療を行い，速やかに炎症を軽快させることが重要である．
③ 陥入爪の病態を考えれば，爪母温存爪甲側縁楔状切除術がもっとも合理的な治療法である．
④ 基本的に爪母の部分的除去は不要かつ過剰であり，安易に行うべきではない．

はじめに

　皮膚科の外来診療のなかで，陥入爪に悩む患者を診察する機会は少なくない．陥入爪になると，歩行時に強い疼痛を生じるなどしばしば日常生活に支障を来すことから，即効性の高い治療が求められる．陥入爪の治療法にはさまざまなものがあるが，陥入爪の病態を正しく理解したうえで，症例ごとに適切と思われる治療法を選択することになる．その際，中途半端な治療あるいは過剰な治療にならないように注意する必要がある．

　本稿で紹介する爪母温存爪甲側縁楔状切除術は，これまでの保存的治療法と外科的治療法の中間に位置する治療法であり，即効性および根治性が高く，陥入爪治療の第一選択として勧められるものである[1]．

陥入爪の原因と病態

　陥入爪とは，爪甲の側縁が軟部組織に刺入し炎症を来した状態を指す．日常生活のなかで機械的外力を受けやすい第1趾に生じることが多い．すなわち，窮屈な靴の着用や，歩行や運動の際に，とくに第1趾では爪甲側縁と軟部組織との圧迫が強くくり返されることから，陥入爪の発症や悪化につながりやすいと考えられる．一方で，深爪などによって爪甲側縁に形成された爪棘が原因となって生じる陥入爪も非常に多い．なお，陥入爪は爪甲の彎曲の程度にかかわらず発症しうるため，巻き爪がある場合のみならず，爪甲が扁平な場合にも生じる．

　陥入爪の病態は比較的単純である．基本的には，爪甲側縁の刺入がきっかけとなり，損傷された軟部組織に炎症が生じ，その結果軟部組織が腫脹するためにますます爪甲側縁の刺入が深まるといった悪循環に陥っているにすぎない（図1）．そして，炎症が慢性化すると肉芽形成がみられるようになり，さらに長期化すると軟部組織が線維化し肥厚していく．

陥入爪の治療法

　陥入爪の治療法にはさまざまなものがあり，大きく保存的治療法と外科的治療法とに分

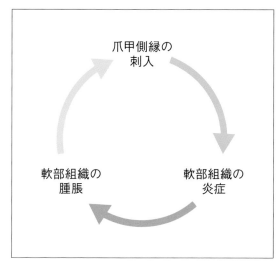

図1 陥入爪の病態
爪甲側縁の刺入が軟部組織の炎症をひき
おこし，その結果軟部組織が腫脹し，さら
に刺入が進むという悪循環が生じている.

表1 陥入爪の治療法

保存的治療法	外科的治療法
・テーピング法	・フェノール法
・パッキング法	・鬼塚法
・ガター法	・児島法
・爪甲彎曲矯正治療	など
など	

けられる（**表1**）. 保存的治療法にはアイデアや工夫が凝らされたものが多く，外科的治療法は時代とともに進化してきた術式が複数ある.

① 保存的治療法の利点と欠点

　最近よく行われている保存的治療法としては，医療用弾性テープを用いたテーピング法や，綿花などを用いたパッキング法，点滴用チューブを用いたガター法，爪甲彎曲矯正治療などがあげられる[2~5]. これらはいずれも，爪甲側縁と軟部組織との直接接触を回避あるいは軽減させることで，軟部組織の炎症を軽快させて治癒を目指す合理的な治療法である. しかし，しばしば即効性に乏しく，完治までに数週間にわたる治療が必要となることもある. さらに，これらの保存的治療法では完治には至らないケースも少なくない. そして，その場合には外科的治療法が選択されることになる.

② 外科的治療法の利点と欠点

　陥入爪に対する外科的治療法のなかで，わが国では鬼塚法や児島法といった術式がよく知られているが，海外も含めて現在もっとも普及しているのはフェノール法である[6~8].

　フェノール法の特徴は，軟部組織に刺入する爪甲側縁を切除するのみならず，液状フェノールの腐食作用によって爪母を部分的に破壊することである. したがって，非常に即効性の高い治療であるとともに，爪甲の幅を永久的に狭くすることで陥入爪の再発のリスクが低くなることも期待できる.

　一方で，陥入爪の治療において爪母の部分的除去が本当に必要なのか，という問題がある. 陥入爪になると炎症によって軟部組織が腫脹するため，相対的に爪甲の幅が広いようにみえるが，いったん腫脹が治まればそのようなことはない. 実際に，爪甲のサイズオーバーが陥入爪の根本的な原因と考えられるケースは非常に稀である. しかも，爪母の部分的除去を含む外科的治療法を行った場合，爪甲の幅が永久的に狭くなるといった整容的な問題のほかに，将来的に爪甲鈎彎症などの爪甲変形を来す可能性があることが指摘されている[8~10].

　したがって，基本的には爪母の部分的除去は不要かつ過剰であり，安易に行うべきではないと考える.

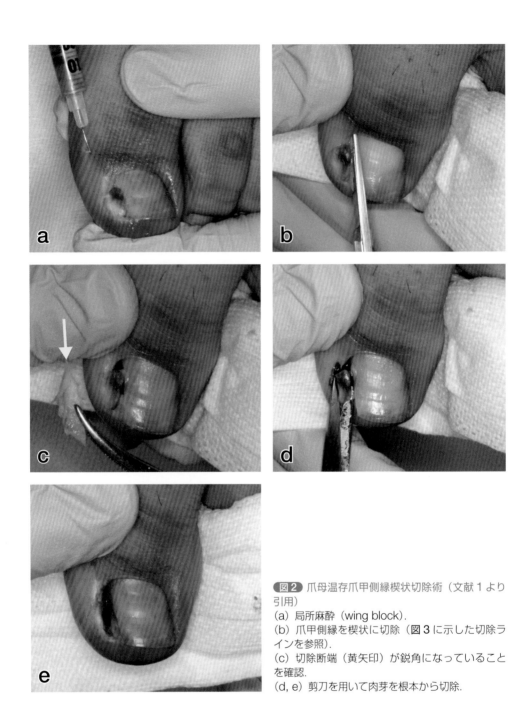

図2 爪母温存爪甲側縁楔状切除術（文献1より引用）
（a）局所麻酔（wing block）.
（b）爪甲側縁を楔状に切除（図3に示した切除ラインを参照）.
（c）切除断端（黄矢印）が鋭角になっていることを確認.
（d, e）剪刀を用いて肉芽を根本から切除.

爪母温存爪甲側縁楔状切除術

　陥入爪の治療を行う際に最優先すべきことは，患者の苦痛を速やかに取り除き，できるだけ低侵襲な方法を用いて後遺症を残さないようにし，治療期間を短くすることである．この条件に合致する治療法として，筆者が行っている爪母温存爪甲側縁楔状切除術を紹介する[1]．陥入爪の病態を考えれば，もっとも合理的な治療法であり，軽症から重症まで適

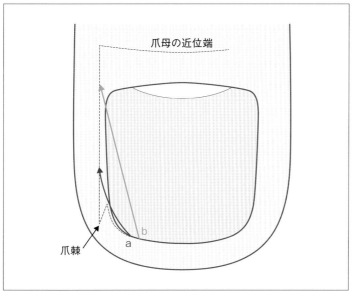

図3 爪甲側縁の切除ライン
(a) 深爪などによる爪棘が原因である場合には, 曲剪刀を用いて赤矢印のラインで爪棘を含めて切除する.
(b) 爪甲側縁が近位まで刺入している場合には, 直剪刀を用いて青矢印のラインで切除する.

応範囲は広い.

① 局所麻酔

　筆者は wing block とよばれる方法を用いている[11]. 近位爪郭と側爪郭が合流する部分よりやや近位から, インスリン皮下投与用 29 G 針付注射筒を用いて, リドカイン塩酸塩 1％ を 0.5 ～ 1 mL 皮下注する (図2a). いわゆる digital block (Oberst 法) に比べて, 必要となる麻酔薬の量は少なく, 即座に麻酔効果が得られる.

② 爪甲側縁楔状切除

　刺入している爪甲側縁を, 臨床所見や症状から判断した切除範囲で楔状に切除する. 深爪などによる爪棘が原因である場合, 曲剪刀のカーブを利用してできるだけ切り口が滑らかで角がなくなるように注意しながら, 爪棘を含めて爪甲側縁を楔状に切除する (図3, 切除ライン a).

　側爪郭全体が腫脹し, 比較的大型の肉芽の形成がみられる場合, 爪甲側縁が近位側でも刺入していることが多い. したがって, 爪甲側縁の切除は十分な範囲で行わなければならず (図3, 切除ライン b), 側爪郭と近位爪郭とが合流する部分よりやや側方に向けて直剪刀を進め, 爪郭の下で爪甲側縁を楔状に切除する (図2b). 剪刀で切り離した刺入爪甲の近位部をペアンやモスキートペアンでしっかりと把持して, 途中でちぎれないように引き抜く. このとき, 引き抜かれた爪甲の近位側の角が鋭角になっていれば, 爪棘を残さずに爪甲側縁を処理できたことを意味する (図2c).

　なお, 爪甲側縁の切除時に, とくに爪郭の下では爪母の側縁にわずかに切り込む可能性があるものの, 経験上は治療前後での爪甲の幅に差がみられないことから, 爪母の損傷は最小限にとどまるものと考えられる.

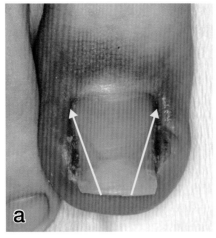
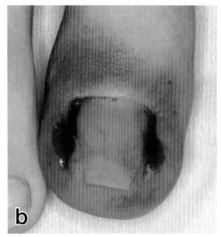
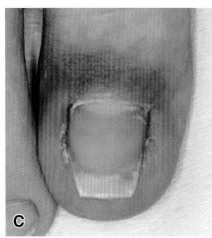

図4 陥入爪に対する爪甲側縁楔状切除後の治療経過（14歳，男子）
（a）黄矢印のラインで両側爪甲側縁の楔状切除を行う．
（b）爪甲側縁の切除に加えて肉芽も切除する．
（c）治療2週間後．側爪部の腫脹は改善し，肉芽の再発もなく経過良好である．

③ 肉芽切除

　陥入爪の肉芽に対しては，筆者はシンプルに剪刀で肉芽を根本から切除している（図2d，e）．止血は5分程度の圧迫で十分であり，爪甲による刺入刺激さえなくなれば，以後肉芽の再発はみられないことから，もっとも即効性のある肉芽処置といえる．

④ 術後処置

　術後は，抗生物質含有軟膏などを塗布したうえで，滅菌ガーゼを医療用テープで圧迫固定する．翌日以降は，洗浄後に軟膏外用およびガーゼ保護を数日間（滲出液がみられなくなるまで）行ってもらう．

　なお，二次感染が疑われる陥入爪の場合には，抗生物質の内服を併用することもある．

⑤ 疼痛対策

　局所麻酔薬にはアドレナリン（エピネフリン）が含まれていないことから，麻酔効果の持続時間は比較的短く，術後早期に痛みが出やすいため，必要に応じて消炎鎮痛剤を処方しておく．術後は速やか（数日内）に痛みが改善し，苦痛のない日常生活を送れるようになる．

⑥ 術後フォロー

　爪甲側縁の刺入がなくなれば，軟部組織の炎症は急速に治まっていく．そして，爪甲の

伸長に伴って, 切除断端が徐々に遠位側に移動してきても, 切除断端が滑らかになるように処理してあれば, 再度刺入するリスクは低くなる (図4).

　ただし, 術後しばらくの間は日常生活動作 (歩行や運動) や靴などにも注意を払ってもらう必要がある. また, 深爪をしないように, 正しい爪切りの指導を行うことも重要である. さらに, 巻き爪がある場合には, 陥入症状が軽快してから必要に応じて矯正治療を行う.

　なお, 過去に陥入症状をくり返しているケースでは, しばしば側爪郭が線維化し増大しており, 炎症が治まってもなかなか縮小せず, 術後に爪甲が伸長してきた際に再び刺入しやすい. その場合も, 炎症が慢性化する前に速やかに同治療を行うことで徐々に再発しなくなることが多い.

おわりに

　陥入爪では爪甲側縁の刺入と軟部組織の炎症の悪循環が生じていることから, それを断ち切れば治癒するはずである. また, 炎症が遷延すればするほど軟部組織の線維化が進むことから, 発症早期に適切な治療を行い, 速やかに炎症を軽快させることが非常に重要である. そういう意味では, 刺入する爪甲側縁を必要最小限に切除するのがもっとも合理的で即効性のある治療法と考えられる.

　そして, 爪母に根本的な原因がないのであれば, フェノール法などによる爪母の部分的除去は不要かつ過剰であり, ましてや整容的な問題や後遺症をひきおこす可能性がある以上, あくまでも最後の手段と考えるべきである. しかし, 保存的治療法や本稿で紹介した治療法に抵抗するような難治例は実際には非常に少ない.

文献

1） 齋藤昌孝 : MB Derma. 258: 34, 2017
2） 新井裕子ほか : MB Derma. 184: 108, 2011
3） 簗 由一郎 : PEPARS 86: 9, 2014
4） Wallace WA et al: Br Med J 2: 168, 1979
5） 町田英一ほか : 日足外会誌 20: 87, 1999
6） 鬼塚卓弥 : 形成外科 10: 96, 1967
7） 児島忠雄ほか : 形成外科 25: 515, 1982
8） Haneke E: Dermatol Res Pract 2012: 783924, 2012
9） 東 禹彦 : 爪—基礎から臨床まで—, 金原出版, 東京, p.136, 2004
10） 菅野百合ほか : PEPARS 86: 21, 2014
11） Baran R et al: Baran and Dawber's diseases of the nails and their management, 4th ed, John Wiley & Sons, Ltd. UK, p. 549, 2012

8 爪乾癬の治療とコツ

寺木　祐一

ここがポイント！

① 乾癬患者の半数以上にさまざまな爪の変化がみられる.
② 爪乾癬は患者 QOL を著しく低下させるとともに, 関節症性乾癬の早期サインでもある.
③ 爪乾癬の外用治療では, 爪母由来の変化か爪床由来の変化かをみきわめる.
④ 数カ所以上の爪が強く侵されているような場合, 生物学的製剤などの全身療法が推奨される.

はじめに

　乾癬は主に四肢, 被髪頭部, 体幹などの皮膚に皮疹を生じるが, 爪の変化も高率に現れる. 爪の乾癬は難治なためか, 従来爪乾癬に対する治療はあまり積極的にはなされてこなかったように思われる. しかしながら, 爪乾癬は整容的な問題を含め患者の QOL を著しく低下させることが指摘されており, また近年, 関節症性乾癬との関連が深いこともわかってきた. このような観点から, 爪乾癬に対しても積極的な治療の取り組みが必要である.
　本稿では, 乾癬における爪病変の臨床と治療を中心に述べる.

爪乾癬の疫学

　わが国における乾癬患者の爪病変の正確な割合は明確になってないが, 欧米では外来を訪れる乾癬患者の半数近くが何らかの爪病変を伴い, また全経過を含めると 80 〜 90％に爪病変がみられるとされている[1, 2]. 爪のみに病変がみられる乾癬患者も 5 〜 10％存在するとされる.
　一般に爪病変を有する患者は乾癬の罹患期間が長く, 重症例に多い.

爪乾癬と QOL

　爪は露出部であるため, 爪乾癬を有する患者は整容面で精神的な苦痛を伴っていることが多い. また, しばしば疼痛を伴い, 細かい手作業の障害となることもあり, 患者 QOL の低下をもたらす. 実際, 爪病変が存在する乾癬患者では, ない患者よりも DLQI スコアは高い. また爪床由来の変化のほうが, 爪母由来の変化に比べ, QOL は低下している[2].

爪乾癬と関節症性乾癬

　近年, 爪乾癬と関節症性乾癬との関連が指摘されている. 関節症状は乾癬患者の 6 〜 42％にみられるが, 乾癬の病変が爪, 被髪頭部, あるいは臀裂部などにある患者では, 関節症性乾癬の発症率が高いとされている. なかでも爪病変はもっとも関連が深く, 関節

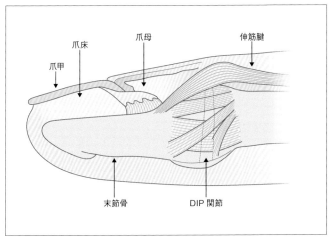

図1 爪とDIP関節の解剖学的関係（文献3より引用）

表1 爪乾癬の臨床所見

爪母の病変	爪床の病変
・点状陥凹	・爪甲剥離症
・粗糙化，崩壊	・爪甲下角質増殖
・爪甲白斑	・油滴様変色
・横線（横溝）	・線状出血
・爪半月の赤色斑	

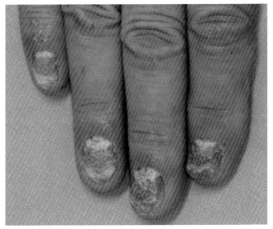

図2 点状陥凹，爪甲肥厚，粗糙化

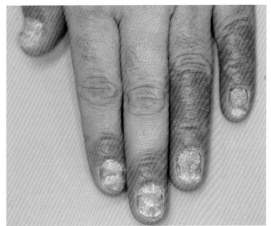

図3 爪崩壊

症性乾癬の患者における爪病変を有する割合は50～87％と高い[2]．

　乾癬では手指DIPの関節炎（付着部炎）を特徴とするが，DIP関節炎は爪病変を有する患者に，より多くみられる．またMRI検査でDIPの関節炎が観察された患者のほとんどに爪の変化がみられたという報告もある．これは爪母とDIP関節部の密接な解剖学的構造に起因していると考えられている（図1）[3]．すなわちDIP関節の付着部炎が生じると，炎症は爪母に波及し，ひいては爪の変化を来すようになる．言い換えると，爪病変は付着部炎の早期病変と捉えることもできる．

爪乾癬の臨床像

　爪は構造的に爪床，爪母，爪郭，爪下皮からなるが，乾癬における爪病変はこれら各部位に乾癬の炎症が生じることによっておこる変化である．乾癬の爪病変は，主に爪母あるいは爪床に生じた変化に分けることができる（表1）[1,2]．

　爪甲の形成にかかわる爪母に乾癬が生じると，点状陥凹，粗糙化・崩壊，爪甲白斑，横線（横溝），爪半月の赤色斑などの変化を来す（図2，3）．

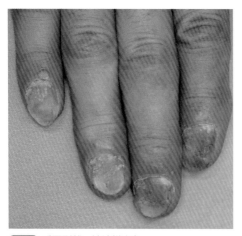

図4 爪甲剥離，油滴様変色

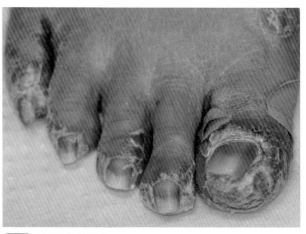

図5 爪甲下角質増殖

表2 爪乾癬の治療

1）外用療法	ステロイド 活性型ビタミンD_3 活性型ビタミンD_3/ステロイド配合剤 タクロリムス軟膏
2）ステロイド局注	
3）光線療法	PUVA ナローバンド UVB
4）内服療法	シクロスポリン エトレチナート メトトレキサート（MTX）［保険適用外］ アプレミラスト
5）生物学的製剤	インフリキシマブ アダリムマブ セルトリズマブ ウステキヌマブ グセルクマブ リサンキズマブ セクキヌマブ イキセキズマブ ブロダルマブ

　一方，爪床に乾癬の炎症がおこると，爪甲剥離，爪床角質増殖，油滴様変色・赤褐色斑，線状出血などの変化を来す（図4，5）.

　実際の乾癬の爪病変では，これらの変化がさまざまな程度に混在してみられる.

また，膿疱性乾癬ではしばしば，爪甲下，爪母に多数の膿疱がみられ，爪甲の破壊を生じる．

爪乾癬の診断は，皮膚の病変があれば比較的容易だが，爪病変だけの場合には爪母や爪床の生検も必要となる．

鑑別診断として重要なのは爪白癬である．実際，爪乾癬の4.6〜30％に爪白癬の合併がみられる．乾癬ではステロイド外用薬などよく使用されることが多く，とりわけ，足趾の爪病変では真菌検査が必要である．

爪乾癬の評価法

NAPSI（Nail Psoriasis Severity Index）は爪乾癬の重症度のスコアとして，もっとも広く使用されている評価法の一つである．NAPSIスコアは爪を縦横に4等分割し，それぞれに対して爪甲の乾癬病変（点状陥凹，爪甲白斑，粗糙化・崩壊，横線など）および爪床の乾癬病変（爪甲剥離，爪甲下角質増殖，油滴様変色，線状出血など）の有無を1と0で点数化し，1つの爪に対して0〜8点で評価する．たとえば10指なら合計で0〜80点となる．

爪乾癬の治療

爪乾癬の治療の特殊性は，爪変化が爪母あるいは爪床の病変に起因するため，その部位までの外用薬が到達しにくいこと，爪の伸びは月3〜4mm程度なので，爪母から爪の先端まで爪が成長するまで数カ月以上かかり，治療効果を実感できるまで長期間を要することである．

爪乾癬の治療は，外用療法や光線療法などの局所療法と全身療法に分けることができる（**表2**）．これらの治療の選択は爪病変だけではなく，皮膚病変の程度や関節症状の有無などを加味しながら決定する．一般に軽度〜中等度の爪病変が少数の指・趾に限局しているならば，外用療法を試してみる．一方，中等度以上の爪病変が数カ所以上にみられるならば，全身療法が必要な場合も多い[4, 5]．

① 外用療法

外用療法では爪母に由来する変化であるか，爪床に由来する変化であるかをみきわめることが重要である．

爪母に由来する変化ならば，近位爪郭部を中心に外用する．一方，爪床に由来する変化の場合，しばしば外用は難しいが，爪甲剥離があれば，爪をできるだけ切り，外用する．

外用はステロイド，活性型ビタミンD_3，あるいは両者の併用を行う．ステロイドは通常very strong以上のランクが用いられ，しばしば密封療法（ODT）も行われる．

外用療法は長期になるため，ステロイドの局所の副作用には留意する．

② ステロイド局注

ステロイド局注はある程度有効だが，疼痛が問題となる．

③ 光線療法

爪乾癬に対するPUVAやナローバンドUVBは爪母や爪床まで光線が十分到達しないため，効果は限定的と思われるが，爪床由来の病変に有効であったとの報告もある．

④ 全身療法

外用療法に抵抗する例や，半数以上の爪が強く侵されているような場合，レチノイド，

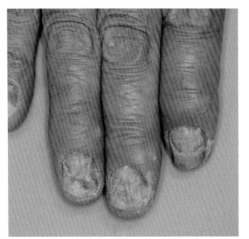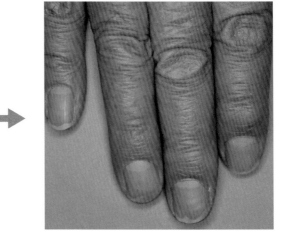

図6 生物学的製剤による爪乾癬の治療
ウステキヌマブ投与により，爪の病変は著明に改善した.

シクロスポリン，アプレミラストなどの内服，あるいは生物学的製剤による治療が必要となる（図6）.

　シクロスポリンはランダム化された対照試験はないが，シクロスポリン（5 mg/kg/ 日）と MTX（15 mg/ 週）の比較試験では，24 カ月後の NAPSI 改善率はそれぞれ 37.2% と 43.3% であったとする報告がある[4].

　一方，生物学的製剤では，ランダム化した対照試験で，その効果が確かめられている. 代表的な例をあげれば，TNF-α 阻害薬のインフリキシマブ投与 10，24 週後の NAPSI スコアの改善率は 26.8% と 57.2%，アダリムマブによる 28 週後の NAPSI 改善率は 54% であったと報告されており，また IL-23/IL-12 阻害薬のウステキヌマブ投与 24 週後の NAPSI 改善率は 45 mg 投与群で 46.5%，90 mg 投与群で 48.7% と報告されている[4].

　このように，生物学的製剤の爪乾癬に対して優れた臨床効果を有することと，爪乾癬が関節症性乾癬の一つのリスクファクターであることを考慮すると，生物学的製剤は爪乾癬の治療に強く推奨される.

おわりに

　爪乾癬は難治なイメージも強かったが，生物学的製剤の登場は爪乾癬の治療にも新たな展開をもたらしている. 爪乾癬は乾癬患者のさらなる QOL の低下をもたらす症状であるとともに，関節症性乾癬の早期サインであるという認識をもち，治療にあたる必要があろう.

文献

1) Schons KR et al: An Bras Dermatol 89: 312, 2014
2) Manhart R, Rich P: Clin Exp Rheumatol 33: S7, 2015
3) Raposo I, Torres T: Actas Dermosifiliogr 106: 452, 2015
4) Crowley JJ et al: JAMA Dermatol 151: 87, 2015
5) Pasch MC: Drugs 76: 675, 2016

9 抗がん剤による爪障害と対処法

須山　孝雪

ここがポイント！

① 抗がん剤による爪障害は「爪母の障害」「爪床の障害」「爪周囲組織の障害」と，これらの複合障害に分けられる．
② EGFR 阻害薬などの分子標的薬では種々の皮膚症状を呈する．爪囲炎は痤瘡様発疹に比べ１～２カ月遅れて出現する．
③ 分子標的薬の皮膚有害事象に対して，保湿やステロイド外用，ミノサイクリン内服などの治療や予防投与などが試みられてきた．
④ 種々の抗がん剤によって生じる手足症候群は足底荷重部に多くみられるが，窮屈な靴を履くと第１趾に爪囲炎を生じやすい．履物の指導（十分な捨て寸の確保）などのフットケアも重要である．

はじめに

　薬剤による爪の障害は抗がん剤以外でもミノサイクリンなど種々の薬剤で生じうる．従来抗がん剤においては，アントラサイクリン系（ドキソルビシン，エピルビシン），タキサン系（ドセキタル，パクリタキセル），ピリミジン代謝拮抗薬（5-FU［フルオロウラシル］，TS1，カペシタビン）などの化学療法薬で爪母や爪床の障害による爪甲の変形や色素異常が生じていた[1]．しかし近年，分子標的薬の登場により爪周囲炎の頻度が高くなり，疼痛を訴える患者が増えた．またラパチニブ（タイケルブ®）とカペシタビン（ゼローダ®）の併用など２種の薬剤を同時に使うことにより有害事象が相乗・相加的に出現することもある．

　しかし抗がん剤で生じた有害事象の場合，薬剤の中止や減量，他剤への変更が容易でない場合が多い．状況に合わせた最善の治療の選択が必要になる．

　本稿では症例写真を提示し，対処法（図1）についても言及する．

障害部位の分類

　抗がん剤に限らず，薬剤性爪障害は以下に示す「爪母」「爪床」「爪周囲組織」など，障害される部位ごとに分類される[2]．

① 爪母の障害

　爪甲の色素沈着や横溝，縦線，爪甲脱落がある．特殊なものとして爪半月の色調が変化する red lunula（レッド ルヌーラ）[3]がある．red lunula とは，本来は白色である爪半月が紅色に変化していることを指す（図３参照）．

② 爪床の障害

　爪下の出血，爪床の角質増殖，爪甲剥離などがある．

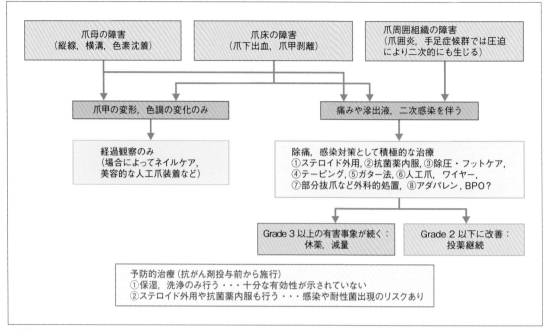

図1 抗がん剤による爪障害の対処法フローチャート（筆者案）

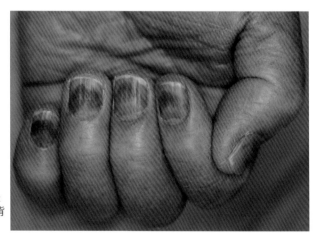

図2 症例1：ドセタキセル5コース投与後
爪甲下に出血と縦線変形あり．このほか手背
に色素沈着を認める．

③ 爪周囲組織の障害

爪周囲炎など，続発的に爪床の変化を来すことがある．

④ ①〜③の複合障害

実際には複数部位の障害が混合していることが多い．

これらを念頭に置き，以下に症例を提示する．

症　例

◆ 症例1

　79歳，男性．肺腺癌，多発臓器転移のためドセタキセル（タキソテール®）を5コース
施行．4コース施行終了後より手背・頸部に紅斑が出現した．爪甲下に紫斑を認め，爪甲

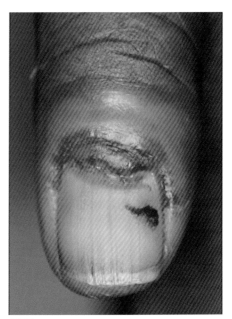

図3 症例2：ラパチニブ投与後3カ月
手指の近位爪郭に爪囲炎を生じ，痛みを伴っている．爪半月は紅色（red lunula）に変化している．

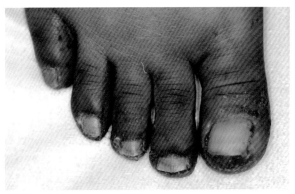

図4 症例3：ラパチニブ投与中
爪囲炎のほか，爪半月が紫斑様．カペシタビンも投与されており，足背皮膚に色素沈着が生じている．

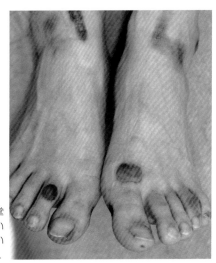

図5 症例4：ソラフェニブ内服後2週間
顔面，体幹，四肢にびまん性紅斑が存在し，掌蹠のほか，足背や趾尖に発赤や緊満性水疱（いわゆる手足症候群）を生じ，爪囲炎を伴っている．水疱形成は靴が当たる部位に一致している．

には縦線や陥凹が生じていた（図2）．ドセタキセルによる痺れ以外に自覚症状はなく，ダイアコート®軟膏外用で経過観察したが，改善は得られなかった．化学療法は継続した．

◆ 症例2

　58歳，女性．乳癌でラパチニブ内服3カ月後．顔面の痤瘡様発疹は消褪傾向にあったが，指趾，とくに手指に爪囲炎を生じ，痛みを伴ってきた．爪母は紅色調（図3）で red lunula と思われる所見がみられた．

◆ 症例3

　59歳，女性．乳癌で2カ月前からラパチニブとカペシタビンの投与が開始された．皮膚に色素沈着，手指・足趾20本すべてに爪囲炎が出現した（図4）．デルモベート®軟膏外用で，軽度の改善がみられたが疼痛が収まらず，ラパチニブを75％に減量した．

◆ 症例4

　48歳，女性．腎細胞癌でソラフェニブ（ネクサバール®）を投与された．投与2週間で足底，手掌に発赤と緊満性水疱が出現してきた．いわゆる手足症候群であるが，足背にも皮疹が存在し，第1趾には爪囲炎を伴っていた（図5）．Grade 3の皮疹が続き，ソラフェニブを休薬後に減量して再開し，経過観察している．

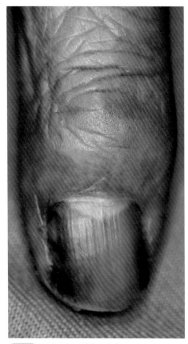

図6 症例5：①肺腺癌でオシメルチニブ投与中
痤瘡様発疹が出現しミノサイクリン
200 mg/日内服中. 爪囲炎とともに緑
色爪が出現した.

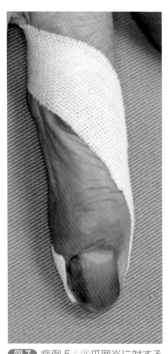

図7 症例5：②爪囲炎に対する
テーピング
爪囲炎を生じたためテーピング指
導. 爪甲の一部が緑色調を呈して
いる.

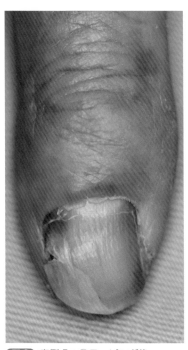

図8 症例5：③テーピング後
爪囲炎は改善したが, 爪甲剥離が生じ
ている. ゲンタシン® 軟膏外用も行い,
色素は徐々に薄くなっている.

◆ 症例5

　78歳, 女性. 肺腺癌の患者で, オシメルチニブ（タグリッソ®）投与後1週間で痤瘡様
発疹が出現し, アンテベート® 軟膏外用とミノサイクリン 200 mg/ 日内服が開始された.
1カ月後に手足に爪囲炎が出現した (図6). デルモベート® 軟膏外用とミノサイクリン内
服継続で軽快せず, テーピング指導 (図7) の追加とオシメルチニブ50％減量で, 爪囲炎
は速やかに改善した. 緑色爪と思われる爪甲の変色も生じていたが, 洗浄とゲンタシン®
軟膏塗布で改善した. そのほか, テーピング後に爪甲剥離が生じている (図8).

考　按

① 抗がん剤による爪障害

(a) 古典的な化学療法薬による爪障害

　分子標的薬の登場以前から, アントラサイクリン系, タキサン系, ピリミジン代謝拮抗
薬などの化学療法薬による爪の障害が報告されてきた. その多くは横溝や縦線などの爪甲
の変形や色素沈着など「爪母」の障害, もしくは爪甲下に出血するなど「爪床」の障害であっ
た. 爪の障害は単一とは限らず, 5-FU などのピリミジン代謝拮抗薬で爪甲の縦線と黒色
変化など2種類以上の「爪母」の障害が生じることもあれば, タキサン系薬剤では爪甲変
形と爪下出血など「爪母」と「爪床」の両方が同時に障害されることもある.

(b) 分子標的薬による爪障害

　一方で, 分子標的療法はその標的分子の特徴により皮膚有害事象が異なる. ゲフィチニ

ブなどの EGFR（epidermal growth factor receptor）阻害薬では「爪周囲組織」の障害として爪囲炎を生じることが多く，痤瘡様発疹に遅れて 1 カ月以上経過してから生じる．

(c) 手足症候群をおこしやすい薬剤

ピリミジン代謝拮抗薬やマルチキナーゼ阻害薬は，手足症候群を生じやすい薬剤としても知られる．これらは圧力のかかった部位に紅斑や水疱が生じるため，窮屈な靴を履いていると，症例 4（図 5）のように趾尖が擦れて二次的に爪囲炎を生じる．

ラパチニブとカペシタビンなど 2 剤が併用された場合，症例 3（図 4）のように，より早期から重篤な爪囲炎が生じることがある．

② 抗がん剤による爪障害の治療

(a) 経過観察だけでよい場合

症例 1（図 2）のように爪甲の変形や色素沈着，爪下出血など色の変化のみであれば積極的な介入はせず，薬剤の継続が行えるように注意深く経過観察を行う．症状が安定していればネイルケアや人工爪の装着を行うのもよい．

(b) 積極的に治療介入を行う場合

「爪周囲組織」の障害，爪囲炎では手や足の爪周囲に痛みが生じるため積極的に治療を行う必要がある．通常の陥入爪と異なり，抗がん剤による爪囲炎は第 1 趾以外の足趾や手指にも生じる．症例 2（図 3）のように近位爪郭に生じる場合や，症例 3（図 4）のように複数本の指が罹患することも少なくない．

重症例では部分抜爪を行うこともあるが，軽症では strong クラス以上のステロイド外用やテーピング（図 6）などの治療を行う．これらの爪囲炎は無菌性であるといわれるが，症例 5（図 6 〜 8）のように消炎効果を期待してミノマイシンが投与されることが多い．

(c) 二次的に細菌感染を生じる場合

ただし，爪囲炎が長期間続くと，二次的に細菌感染を生じることがある．感染が疑われた場合には細菌培養を行うことが重要である．レボフロキサシン（クラビット®）などの抗菌薬を短期間内服して速やかに改善することをよく経験する．

また，爪囲炎から緑色爪が続発することもある．緑色爪の起炎菌の多くは緑膿菌と考えられている[2, 4]．一般的に緑膿菌に対してはイミペネム，ゲンタマイシン，レボフロキサシンの感受性が高く，ゲンタシン®軟膏を外用して改善することもある．しかし，東によれば[4]，緑色爪はあくまで二次感染であり，その原因となる爪甲剥離症や爪囲炎の治療を行えば，緑色爪に対する抗菌薬の投与は必要ないという．

また，メタロ β ラクタマーゼなどの抗菌薬耐性株の出現が問題視されており，ミノサイクリンも含め漫然と抗菌薬の長期投与を行うことは再考する必要がある．

(d) その他の治療法

このほか，爪囲炎に対して，痤瘡治療薬であるアダパレンや過酸化ベンゾイル（BPO）外用など新たな治療法の報告も散見されるが，今後の症例の蓄積が待たれる．

さらに，爪切りや履物指導，人工爪や爪溝のチューブ挿入（ガター法）など（図 9），一般的な陥入爪と同様の対処法が行われる．

(e) 抗がん剤の休薬・減量を要する場合

以上に述べたいずれの治療でもコントロール不良で，Grade 3 以上の皮膚障害が生じた場合は，症状が改善するまで休薬や減量が必要になる．対症療法には限界があるため，薬

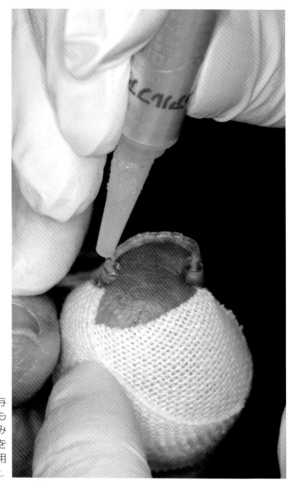

図9 爪囲炎に対するガター法
肺腺癌でゲフィチニブ（イレッサ®）投与
1カ月後に右第1趾に爪囲炎が生じた．も
ともと巻き爪変形もあり，テーピングのみ
では十分に改善せず，翼状針のチューブを
用いたガター法を行った．固定には医療用
の接着剤（アロンアルフア®A）を使用した．

剤の再開で爪囲炎が増悪する場合，抗がん剤の継続を断念することになる症例もある．

　一つの方策として，有害事象の出現時期を考慮して一時的な休薬を行うことは，症状軽
減に効果がある．その場合，爪囲炎は薬剤投与後から症状が生じるまで1～2カ月程度
を要するため，主治医と相談のうえ，2～4週間の休薬期間を適宜挟むのが有効な方法と
考える．

③ 抗がん剤による爪障害の予防

（a）予防的スキンケア・フットケアの有効性

　抗がん剤による皮膚有害事象の予防法について，わが国では主として「保湿」や「洗浄」
が提唱されてきたが，その有効性を証明する大規模な臨床試験は行われていない．

　海外では，パニツムマブ（ベクティビックス®）を投与された95人の転移性大腸癌患者
の臨床試験（STEPP）[5]で予防的スキンケアの有効性が示されている．しかし，その内容
は「保湿」のほか，「サンスクリーン」・weakクラスの「ステロイド外用（1%ヒドロコルチ
ゾン）」・「抗菌薬（ドキシサイクリン200 mg/日）内服」を同時に行っているため，すなわ
ち「保湿剤」や「洗浄」のみで有効性が示されたわけでない．

　また，手足症候群では徹底した免荷が必要であるため，洗浄や保湿クリームを強く塗擦

すると皮膚に強い物理的な刺激を与え，皮疹の増悪を誘発し逆効果となってしまうことに注意すべきである．手足症候群では窮屈な靴を履くことによって，とくに第1趾の爪囲炎が生じやすい．そのため，「捨て寸」といわれる"つま先のゆとり"を 10 〜 15 mm 程度とり，柔らかい靴を履くなどのフットケアが重要である．

（b）外用・内服併用の予防的治療の弱点

　前述の STEPP 試験のように，予防治療としてさらに weak クラスのステロイド外用と抗菌薬内服をすべての患者に行えば，局所感染や耐性菌の出現などのリスクを負う．予防的治療にも限界があり，十分な効果が得られない場合や，治療による有害事象が生じることもある．皮疹の状況に合わせて適宜，必要な治療を行っていくことが重要である．

おわりに

　皮膚有害事象を低く抑えることにより，抗がん剤の投与継続が可能になる患者が増えることになる．必要な治療の継続は患者の利益につながることであり，皮膚科医は主治医と協力して積極的な治療をしていくべきと考える．

文献

1）柳川　茂：がん化学療法の有害反応対策ハンドブック第3版, 先端医学社, 東京, p.274, 2002
2）西山茂夫：爪疾患カラーアトラス, 先端医学社, 東京, p.140, 2002
3）酒井大輔 ほか：日皮会誌 123: 1955, 2013
4）東　禹彦：爪　基礎から臨床まで, 金原出版, 東京, p.130, 2004
5）Lacouture ME et al：J Clin Oncol 28: 1351, 2010

10 小児の爪甲色素線条と成人の爪メラノーマの鑑別—究極の鑑別点は？—

大原　國章

ここがポイント！

① 小児の爪甲色素線条と成人の爪メラノーマの鑑別は非常に難しい.
② その理由として，臨床像，ダーモスコピー像，さらには病理組織像でも区別がつかないところにある.
③ 色の濃さ，線条の太さは関係がなく，爪周囲の色素斑（Hutchinson's sign）も確定的ではない.
④ 唯一の鑑別のポイントは，発症年齢だけといってもよい.
⑤ 若年発症のメラノーマもあり，成人になって消褪する爪甲色素線条もある.

はじめに

　小児の爪甲色素線条と成人の爪メラノーマの鑑別は，臨床所見もダーモスコピーも，さらに病理ですら大変に難しく，極言すれば不可能に近い．唯一のポイントは発症年齢だけ，といっても過言ではない.

　本稿では，爪甲色素線条という言葉は症状名として使い，小児と冠した場合は病名を意味する.

究極の鑑別点は？

◆症例1

　症例1は比較的に若年の女性で，臨床的には線条の色は薄くて幅も狭い．病理でもHE染色ではメラノサイトをみつけることは難しいが，免疫染色をすれば容易に確認できるようになる.

　臨床的な色調と顕微鏡下の着色具合とはかなりの隔たりがあるが，早期の *in situ melanoma* と診断する.

　(a) 35歳，女性．爪甲幅の1/3程度の，色の薄い帯状線条.
　(b) ダーモスコピーは全体にぼんやりした印象で，個々の線条の境界ははっきりしない.
　(c) 爪母のHE染色では，よく注意してみると，ごく少数のメラノサイトが確認できる.
　　　しかし，その気になって探さないと，見過ごしかねない.
　(d) S-100染色では，HE染色よりも明確に確認できる.
　(e) HMB 45染色でもメラノサイトをみつけられる.

◆症例2

　一方，症例2は2歳の女児の爪甲色素線条である．臨床的には前例と変わりがない.
　30年以上前の経験例なのでダーモスコピー所見はないが，逆にその当時だからこそ，

生検病理組織が残っている. 筆者は, この30年間は無処置での経過観察を原則にしている.

  (a) 2歳, 女児. 褐色の爪甲色素線条. 境界ははっきりしている.

  (b) 爪母部分の病理. 多数のメラノサイトが明らかである.

  (c) メラノサイトは乱雑に増生して, 重なり合っている. もしこれが成人の組織ならば, 確実にメラノーマである.

症例 1

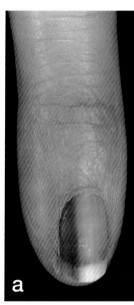

臨床像

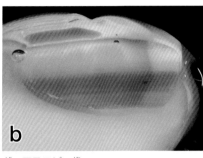

ダーモスコピー像

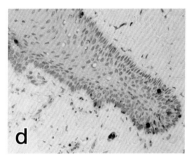

S-100 染色

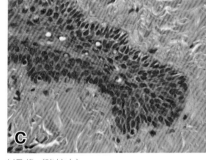

HE 像 (強拡大)

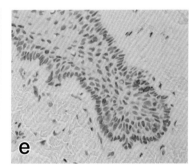

HMB45 染色

症例 2

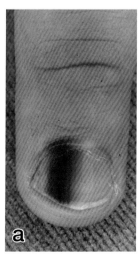

臨床像

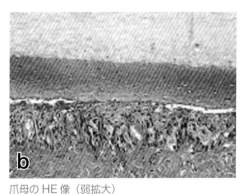

爪母の HE 像 (弱拡大)

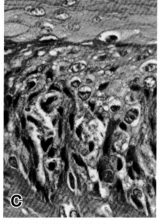

爪母の HE 像 (強拡大)

●ポイント

　この2例を比較すると臨床所見はほぼ同じであり，年齢を伏して写真だけをみせられたら区別がつかない．

　さらに病理のほうでは，2歳例のほうが悪性所見に富み，成人例のほうが異常なしとして見過ごされかねない．

　そうなると，良悪の判断は発症年齢に頼るしかない．幼児期に発症した爪甲色素線条は経過待ちでよいが，成人発症の場合は悪性を念頭に入れておくのが無難である．

　ただし，teenager での発症例については，筆者自身定まった見解がない．14歳で発症し，16歳で手術となった爪メラノーマを経験した．また，12歳で発症した症例が報告されている[1]．

色はどうか？

　臨床的に色の濃い症例をみると，ついつい悪性と思いこみがちであるが，果たしてそうだろうか？　色の濃い薄いはメラニン産生能，メラニン沈着の度合いを示すにすぎず，細胞の良悪の判断基準にはならない．

　以下に提示するように，色の薄いメラノーマは存在するし（症例3），一方でたとえ色がどんなに濃くても，小児の爪甲色素線条は良性である（症例4）．

◆症例3

　(a，b) 55歳，男性の第3趾．臨床的な色調はかなり薄いが，後爪郭に太さ，間隔，色調にばらつきのある線条が並んでいる．Hutchinson's sign である．

　(c) 爪母の病理では，異型メラノサイトが個別に増生し，メラニン沈着も明らかである．

　(d) Melan A 染色でメラノサイトが容易に確認できる．

◆症例4

　(a) 11歳，女児．爪全体が真っ黒であるが，色が濃いだけで悪性とはいえないので，経過観察とした．

　(b) ダーモスコピー像．個々の線条は多少の歪みや，幅の不整，境界の不明瞭さがないとは断言できない．後爪郭の色は爪母の色が透見されているのであって，Hutchinson's sign ではない．

　(c) じっと我慢していると，5年後にはかなり色が消えてきた．やはり良性の小児爪甲色素線条であった．

●ポイント

　どんなに爪の色が濃いとしても，発症年齢がおおよそ4〜5歳までであれば，自然消褪すると信じて，勇気をもって経過観察するべきである．ただし，同一の医師が責任をもって患者・家族に対応しなければならず，受け持ちが頻繁に交代するようでは患者側の信頼が得られない．

症例 3

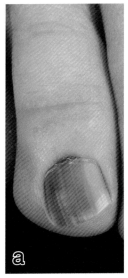

臨床像

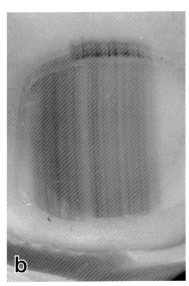

ダーモスコピー像

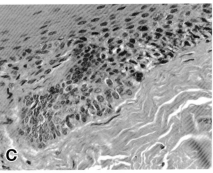

爪母の HE 像（強拡大）

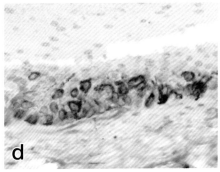

Melan A 染色

症例 4

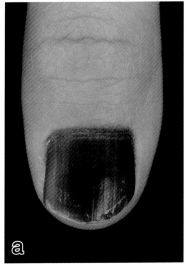

臨床像

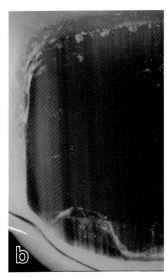

ダーモスコピー像

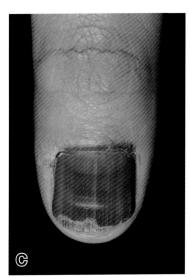

5 年後の臨床像

∴ 幅はどうか？

　色と同じように，色素線条の幅が広いとメラノーマを考えたくなるし，狭いと否定したくなるのが人情であろう．しかし，どんな病気でも必ず発症初期・早期の時期があるわけで，色素線条の幅が狭いからといって，メラノーマではないと断定してはいけない．

◆症例5

　（a，b）46歳，男性．足の第3趾．ごく細い線条であるが，Hutchinson's sign があり，ダーモスコピーでも個々の線条に不整がある．

　（c，d）病理では明らかなメラノーマであり，臨床症状が軽微だからといって侮るべきでないという教訓例である．

症例 5

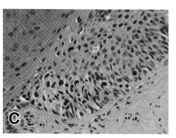

HE像（強拡大）

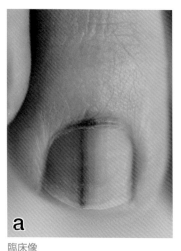

a

臨床像

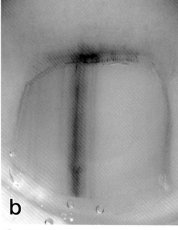

b

ダーモスコピー像

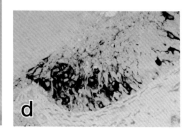

d

Melan A 染色

∴ Hutchinson's sign はあてになるか？

　爪のメラノーマにおいて，爪周囲の皮膚に色素斑がみられることがある．これは Hutchinson's sign とよばれており，メラノーマ診断の有力な手がかりとされている．

　しかし，この所見はすべてのメラノーマでみられるわけではないし，病期・進行度とも関係しない．そして同様の所見は小児爪甲色素線条でもしばしばみられるので，この現象だけで良悪を決めることはできない．

　ちなみに，小児におけるこの色素斑について pseudoHutchinson's sign と名づけている論文もあるが，混乱を招くおそれがあるので，筆者（大原）はこの言葉は使わないことにしている．

◆症例6

　（a）61歳，女性の第1趾．メラノーマである．

　（b）指尖の病理．いびつな形で，濃染する核を持つメラノサイトが個別に増殖している．

　（c）後爪郭の病理．異型メラノサイトが個別性にも胞巣としても増殖している．

◆症例 7

（a，b）2歳，女児の第2趾．後爪郭，側爪郭，指尖に色素斑が拡がっている．それぞれは平行で整った線条であり，爪甲の色素沈着の延長である．

（c）爪母の病理．個別性メラノサイトが増生していて，成人であればメラノーマと診断せざるをえないが，小児ということで良性にしておく．

（d）後爪郭の折れ返り部分の病理．少数ではあるが，個別のメラノサイトが目立つし，角層へのメラニンの排出もみられる．

（e）母親の強い希望で生検したが，良性と判断し，その後は定期的に経過観察し，自然消褪が進行している（12歳）．

症例 6

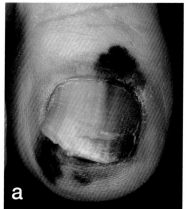

臨床像

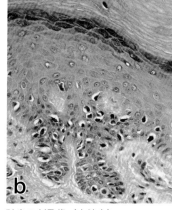

趾尖の HE 像（中拡大）

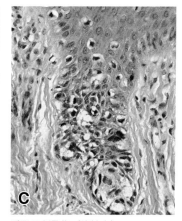

爪母の HE 像（強拡大）

症例 7

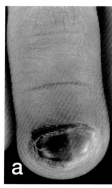

臨床像

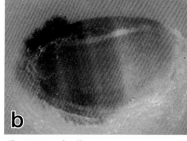

ダーモスコピー像

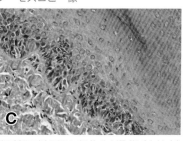

後爪郭の折れ返り部分の HE 像（中拡大）

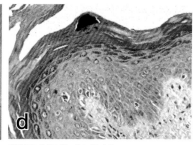

爪母の HE 像（中拡大）

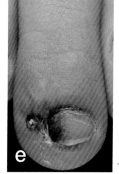

10 年後の臨床像

Hutchinson's sign のダーモスコピー像はどうか？

　爪周囲の色素斑をダーモスコピーでみたとき，メラノーマの場合は，不規則な形状で，色の分布もまだらである．パターンとしては皮丘優位のことが多いが，皮溝優位もありうる．

◆症例 8

　(a，b) 74 歳のメラノーマで，不規則な形状で，ダーモスコピーは皮丘優位のパターンである．

◆症例 9

　(a，b) 62 歳のメラノーマだが，ダーモスコピーは皮溝優位である．

◆症例 10

　(a，b) 7 歳，男児の第 1 趾．小児の爪甲色素線条では指・趾尖での色素沈着のパターンは，爪甲線条の延長としての規則的で等間隔な平行線条である．爪に近い部位ではこの傾向がはっきりしているが，遠ざかるにつれて一見皮丘優位のようにみえるので，注意が必要である．

症例 8

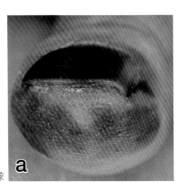 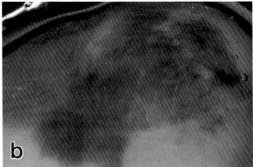

(a) 臨床像
(b) ダーモスコピー像

症例 9

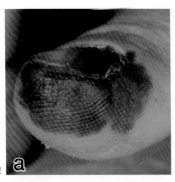 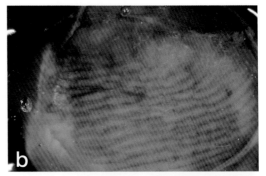

(a) 臨床像
(b) ダーモスコピー像

症例 10

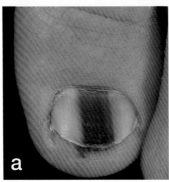 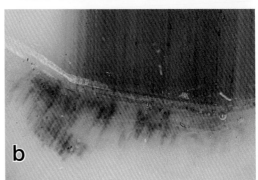

(a) 臨床像
(b) ダーモスコピー像

Hutchinson's sign だけの"amelanotic"な症例

　爪のメラノーマは，爪甲に色素が沈着しているのが原則である．しかし，爪甲に色がなく，あるいは目立たずに，周囲の皮膚の Hutchinson's sign だけの症例が稀に経験される．

◆症例 11

　（a，b）70歳，女性のメラノーマ．爪には色がなく，周囲の皮膚だけに色素斑が拡がっている．

◆症例 12

　（a，b）10歳児の左4趾．症例 11 と"似た者同士"の，良性の小児爪甲色素線条．やはり，年齢を抜きにしては鑑別は不可能に近い．

症例 11

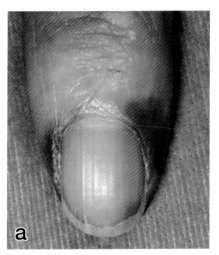

臨床像

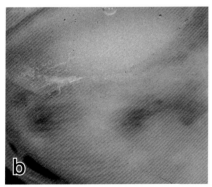

ダーモスコピー像

症例 12

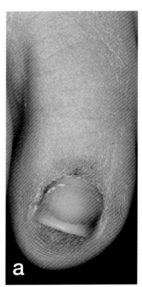

臨床像

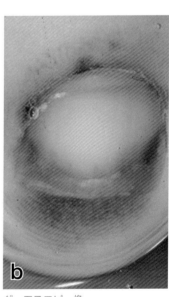

ダーモスコピー像

これを Hutchinson's sign とよぶか？

◆症例 13

（a，b）58歳，女性の中指のメラノーマで，ダーモスコピーではいかにも後爪郭に色がついているようにみえる（→）．

しかし病理を調べると，実際には後爪郭には異型細胞はなく，爪母部分のメラニンの色が透見されているだけなことがわかる．

この所見を Hutchinson's sign とよんではいけない．

（c）後爪郭の全体像．後爪郭の皮膚には腫瘍細胞はなく，爪母の腫瘍細胞のメラニンが透見されているのである．

（d）後爪郭皮膚の拡大像．腫瘍細胞は存在しない．

（e）爪母の拡大像．このメラニンが後爪郭の皮膚を通してみえているのであり，Hutchinson's sign には当てはまらない．

症例 13

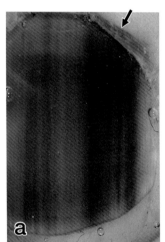

ダーモスコピー像

ダーモスコピー像：矢印部分の拡大

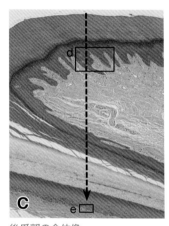

後爪郭の全体像

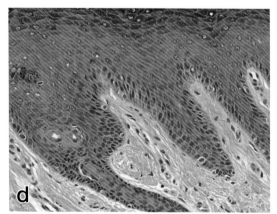

後爪郭皮膚の病理の拡大像

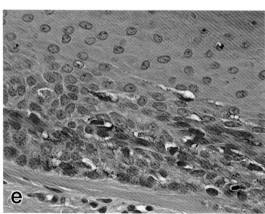

爪母の病理の拡大像

成人の色素線条はすべてメラノーマか？

　今まで「幼小児期に発症した色素線条は自然消褪する」と強調し，その対極で「成人例は要注意」と述べてきた．それでは成人例は必ず悪性かというと，どうもそうでもないのがジレンマである．

◆症例14

（a，b）16歳，女子．後爪郭，皮膚にも色素斑が拡がっている．爪甲での個々の線条は途中で途切れていたり，幅が不整になっていたりする．メラノーマを疑いたくなる臨床である．まだ若い女子でもあり経過観察することにしたが，途中で来院が途絶えていた．

（c，d）写真を整理している際にたまたまこの症例に気づき，受診してくれるように連絡した．13年後，29歳の現症である．幸いなことに自然消褪が進行していて，胸をなでおろした．

　もっとも，これとても，メラノーマの自然消褪だと言われれば反論のしようがない．さらに経過観察することにしている．

症例14

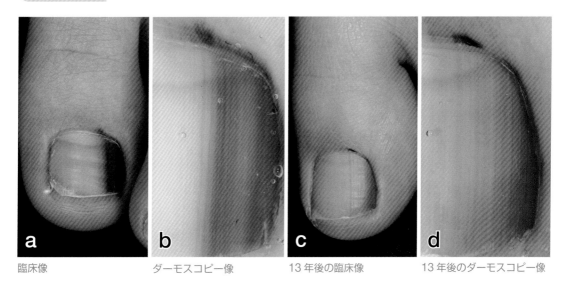

臨床像　　　　　　ダーモスコピー像　　　13年後の臨床像　　　13年後のダーモスコピー像

文献

1）尾本百香ほか：皮膚臨床 61: 1444, 2019

11 爪の病理のみかた

東　禹彦

ここがポイント！

① 爪の正常組織を理解する．爪母上皮は顆粒層を形成せずに角化し，爪床上皮は顆粒層を欠き，角化しない．
② 爪母上皮や爪床上皮に顆粒層を認めれば，病的組織である．
③ 爪に生じる病理学的変化は皮膚に生じる病理学的変化と同じである．
④ 爪の形態的変化は爪に対する周囲からの物理的，機械的な影響が多い．

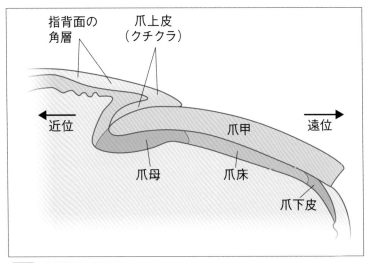

図1 爪部側面の解剖図

はじめに

　爪の病理について，正常を含めての解説とともに，なぜ爪が彎入するのか，なぜ爪が曲がるのかなど，爪の病気の仕組みについても解説する．爪組織の採取はZaias[1]の推奨する幅3 mm以下で，後爪郭部から指・趾先端まで短冊形に切り取るのがよい．

正常な爪組織[2]（図1）

　正常な爪の組織を作製するのは非常に困難である．理由は正常な爪組織を採取することが困難なためである．ここで示す正常組織は病的組織の周囲に認められる正常に近い組織と考えていただきたい．

　指，趾末節部背面には毛包は存在しないが，汗腺は認められる．指背面の表皮は表皮突起を認めるが，爪甲背面を覆う上皮には表皮突起はない．顆粒層は存在し，表皮と同様の

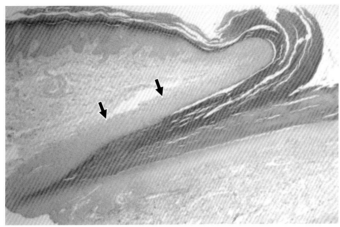

図2 指末節で爪根部に近い部位の組織所見（×40，HE染色）
後爪郭部腹側上皮には顆粒層を認めるが（➡），爪母上皮には顆粒層を認めない．

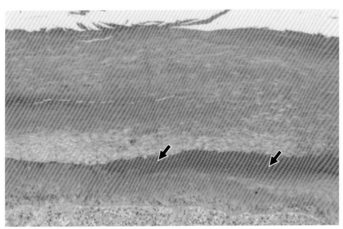

図3 爪母と爪床部の境界部の組織所見（×100，HE染色）
爪母上皮の部分ではエオジンに濃染する角化移行層を認めるが（➡），爪床上皮ではその上方を爪甲角質が覆っている．

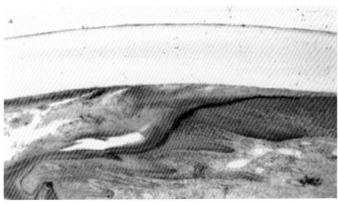

図4 爪遠位端の組織所見（×40，HE染色）
爪甲下面の爪下皮には顆粒層を認め，角質を形成している．

角化をする．その角質は爪甲背面に付着し，遠位方向へと移動し爪上皮（クチクラ）を形成する．爪甲背面を覆う上皮の続きが爪母上皮に移行し，ここでは顆粒層は欠如し，角化移行層を経て角化する（図2）．爪母上皮は爪甲下面に続き，爪床上皮に移行する．爪床上皮には顆粒層はなく，その上方を爪甲角質が覆っている（図3）．爪遠位端では爪床上皮は顆粒層を有する爪下皮に移行する．この部位で形成された角質の一部は爪甲下面に付加されて爪甲とともに遠位方向へと移動する（図4）．

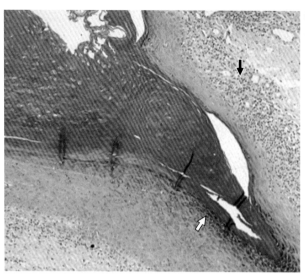

図5 爪扁平苔癬（×40，HE 染色）
爪根部付近を示す．後爪郭部腹側上皮から爪母上皮周囲にはリンパ球を主とする細胞浸潤があり（➡），爪母上皮には顆粒層を認め（⇨），爪甲角質は形成されていない．

図6 爪扁平苔癬（×100，HE 染色）
爪床部の組織で，左側が近位部で右側が遠位部である．爪床上皮に顆粒層が出現し角質を形成し，爪甲下面に付加している（➡）．爪床上皮下には帯状の小円形細胞浸潤を認める（⇨）．

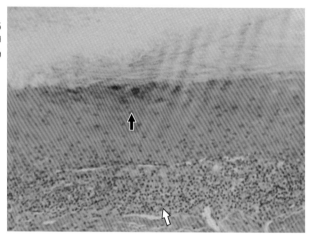

爪の病理組織

爪の炎症性疾患では爪甲角質が変化する．そのために，爪甲の外観が変化する．

① 爪扁平苔癬 [3)]

爪甲が菲薄化し，縦裂を生じたり，翼状爪を形成したりするが，一方で爪甲下角質増殖を生じることもある．後爪郭部が紫紅色調を帯びて痒みを訴えることもある．組織検査をしないと確定診断に至らない疾患である．

図5に爪根部の組織所見を示すが，爪母上皮には顆粒層が出現し，表皮で形成されるのと同様の角質を形成し，爪甲角質はまったく形成されていない．爪根部の上皮周囲にはリンパ球を主とする細胞浸潤を認め，一部には液状変性も認められる．爪床部の病変で，爪床上皮下にはリンパ球を主とする帯状の細胞浸潤と上皮基底層の一部には液状変性を認める．その上方では爪床上皮に顆粒層が出現し爪甲角質とは異なる角層が形成されている（図6）．皮膚の扁平苔癬で認められるのと同じ組織所見を示すのである．

② 爪乾癬

爪乾癬の爪は，爪甲表面の点状凹窩や爪甲剥離のほかに爪甲の油染み斑点（oil stain）な

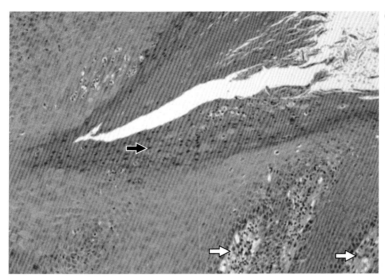

図7 爪乾癬（×100，HE 染色）
爪根部で，爪母では正常爪甲は形成されず，錯角化した角質のみが形成されている（➡）．真皮乳頭が延長し，小円形細胞浸潤を伴っている（⇨）．

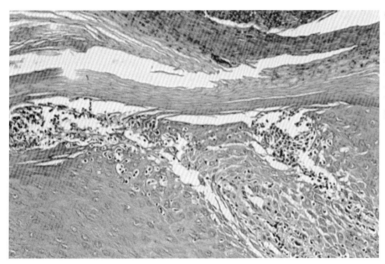

図8 爪乾癬（×100，HE 染色）
爪母遠位部付近で，真皮乳頭は延長し，小円形細胞浸潤を伴い，上皮細胞間には浮腫も認める．角層下にはMunro の微小膿瘍も形成されている．角層の上方には，近位部（左側）で形成された錯角化を示す角質が認められる．

どが有名である．点状凹窩は爪根部近くに生じた乾癬病変により，錯角化が出現し，その角質が爪甲表面に移行して，その後爪甲表面から脱落して点状の凹窩を形成することがZaias[4]により報告されている．爪床部に乾癬病変を生じると，臨床的には油染みにみえ，これは後に爪甲剥離となる．

　爪乾癬が重症になると，後爪郭部に軽度の発赤，腫脹を生じて正常の爪甲が形成されなくなってくる．後爪郭部の組織所見では爪母の形態が通常とは異なり，真皮乳頭が延長し，そこに浸潤細胞が認められ，その上方では錯角化を生じ，正常爪甲は形成されなくなる（図7）．別の症例の爪母遠位部の組織を示す．角層下に Munro の微小膿瘍を形成し，その上方の角層には近位部で形成された錯角化を示す角質層を認める（図8）．爪の乾癬でも皮膚で認められる乾癬の組織像と同じ変化を認めるのである．

③ 20 爪異栄養症と爪真菌症様爪炎

　20 爪異栄養症（twenty-nail dystrophy）とよばれる病変の組織所見の多くは，爪母上皮の周囲に軽度の円形細胞浸潤を伴って，ときには爪母上皮に軽度の海綿状態を伴ったりす

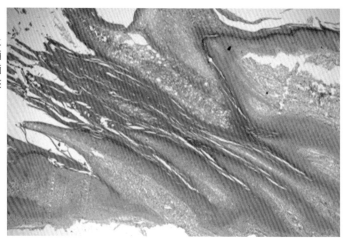

図9 爪真菌症様爪炎. 爪根部付近
（×40, HE染色）
爪母上皮は鋸歯状に変形し, それぞれの上皮は遠位方向へ傾斜している. 上皮の背面は顆粒層を生じて角化しているが, 腹側面では顆粒層は目立たない. 皮膚の組織で該当する疾患を思いつかない.

る, 特異性の乏しい所見である.

爪真菌症様爪炎[5]は爪異栄養症の1型で, すべての爪にほとんど同時に多数の縦条を生じ, 表面に落屑を伴い, 爪甲も透明度が少し低下する. 組織所見は特異的で, 通常の爪母の形態は消失し, 爪母上皮が鋸歯状に変形し, 多数の変形した爪母上皮が遠位方向に向かって倒れたような状態となっている（図9）. 乳頭層は小円形細胞浸潤を伴っている. 突出した爪母上皮の背側には顆粒層が認められ角層を形成しているが, 腹側には顆粒層を認めないことが多い. 皮膚の組織では類似の変化はみられない.

爪変形の原因

物理的（機械的）な原因による爪変形について記す. 先端の狭小な靴が原因となることが多い[6].

① 巻き爪の原因

爪甲がその縦軸方向に彎曲する原因の多くは外方からの物理的な圧迫による. 要するに狭小な履物による側方からの爪甲に対する圧迫が原因である（図10）. 高齢者で, 主として車椅子生活をしているのに巻き爪になる症例は, 趾腹に加わる圧がないために巻き爪となっている. 爪母は末節骨の基部に沿って存在するが, 爪母で形成された爪甲は趾腹に加わる圧力によって扁平化するので, 趾腹に圧が加わらないと, 巻き爪となるのである. 手指では爪の縦軸付近に角質増殖がおきると, 爪甲が巻き爪となる.

② 陥入爪

不適切な爪切りによって, 爪甲側縁先端に爪棘を作った場合, 爪甲が伸びると爪棘が周囲の軟部組織に食い込み, その部分に炎症を生じ, 側爪郭先端に腫脹を生じて陥入爪となることもある（図11）. 多くは深爪が原因となるが, 深爪のみでは陥入爪とはならない. 手指では深爪をしている人が多いが, 陥入爪となっている人が少ないことから明らかである.

趾爪では深爪をしていて, 爪甲側縁先端に強い力が加わると, 爪甲側縁先端がその周囲にある軟部組織を損傷して, 炎症を生じる[7]. その結果周囲組織は発赤, 腫脹し, そのために爪甲側縁先端は軟部組織にいっそう食い込むことになる.

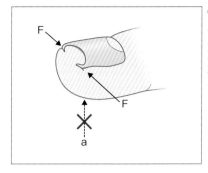

図10 巻き爪の原因
爪甲の圧迫により側方から力
（F）が加わる．車椅子では下
方から加わるはずの圧（a）が
加わらないため，巻き爪にな
りやすい．

図11 陥入爪の原因
深爪で側方に爪棘が残
り，圧迫が加わり（F）
軟部組織を損傷する．

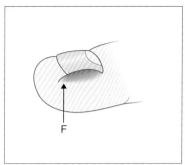

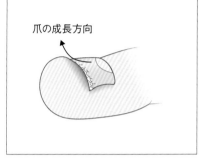

爪の成長方向

図12 第1趾肥厚爪，厚
硬爪，爪甲鉤彎症の原因
第1趾先端が隆起した結
果おこる．

図13 第2趾の胼胝および
第2趾爪の変形の原因
第2趾が第1趾より長いギリ
シャ型の人の足でおこる．

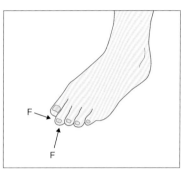

③ 第1趾の肥厚爪，厚硬爪，爪甲鉤彎症

第1趾先端が隆起した結果，爪甲の延伸が阻害されて肥厚爪，厚硬爪となり，その後
爪甲鉤彎症を生じる（図12）．正常な第1趾先端は爪甲により覆われているので，隆起し
ないのである．深爪であったり，爪甲が脱落したり，抜爪されたりすると，趾先端を覆う
爪甲がないために，歩行時や運動時に趾腹先端に体重以上の力が常時加わるために，趾先
端が隆起するのである[7]．

④ 第2趾爪の変形

第2趾が第1趾より長いギリシャ型[8]の人では，第2趾先端に胼胝を形成したり，第2
趾爪甲下に出血したり，第2趾爪甲遠位部が肥厚したりすることがある（図13）．靴の履
き方が悪いとこれらを生じる．靴の内面と第2趾先端が接するために，歩行時の摩擦の
ために生じる．靴の内面と第2趾先端の間に隙間ができるように，靴紐をしっかりと結
んで靴を履くようにするとよい．

おわりに

爪の病理組織所見をみる場合には，爪の正常組織を理解しておくことが重要である．爪
甲の形態的変化の多くは爪に対する外的刺激によるものである．

文献

1) Zaias N: J Invest Dermatol 49: 406, 1967
2) 東 禹彦 : 爪 基礎から臨床まで , 改訂第2版 , 金原出版 , 東京 , p.1, 2016
3) Zaias N: Arch Dermatol 101: 264, 1970
4) Zaias N: Arch Dermatol 99: 567, 1969
5) 東 禹彦ほか : 皮膚 39: 469, 1997
6) Gibbs RC: Cutis 36: 399, 1985
7) 東 禹彦 , 松村雅示 : 皮膚 30: 620, 1988
8) 石塚忠雄 : 靴医学のすゝめ : 足元を見つめる , バイエルブックレットシリーズ 47, 1999

知っておこう①：爪にかかわる診断・治療・ケア体制

　爪に関わる診断・治療・ケアへの取り組みは，病院により大きく異なります．ある程度の規模をもつ病院では一部署だけですべての対応をするのは難しく，分担して対応をしているところが多いように思われます．

参考例：埼玉医科大学総合医療センターの場合

① **多科連携**
（皮膚科 / 形成外科 / 整形外科 /
血管外科 / 糖尿病・内分泌科）
など

 　診断・治療

＊ 爪疾患の状態に応じた科を受診し，診断・治療を受けます．その科で対応しきれない疾患，病状であった場合は，適宜他科へ紹介する，複数の科が協力して爪の診療にあたっています．

② **患者支援室**

 　爪ケアの手助け

＊ 糖尿病・内分泌科からの紹介受診形式で，看護師・糖尿病療養指導士が爪のケアが必要な患者さんへの指導や補助を行っています．

監修：福田 知雄 先生

知っておこう②：難治の口唇炎や頸部の皮膚炎の場合，ジェルネイルについて問診すると診断に有用である

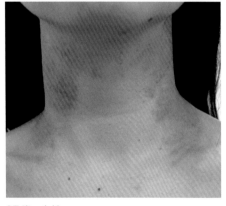

37歳，女性．
口唇，頸部に皮疹がみられる．

既往歴：アトピー性皮膚炎あり（幼少時）．花粉症あり．喘息なし．
現病歴：7カ月前に日本蕎麦を食べているときに口唇が腫れた．蕎麦アレルギーと思ったが，近医で調べたところ蕎麦の特異的IgEは陰性であった．

　6カ月前に屋外で過ごした翌日から口唇，頸部に皮疹が生じた．近医で処方されたステロイド外用薬，抗ヒスタミン薬で軽快したが，治療の中止により再燃した．その後，他のクリニックで漢方薬をもらったが軽快しなかった．自己判断で，化粧品の使用を中止したが軽快せず，難治であるため，精査希望にて当科を受診した．

問診・診断・治療の流れ

臨床診断としてジェルネイルに含有された合成樹脂による接触皮膚炎を疑い，ジェルネイルについて問診．

↓

1〜2年前からジェルネイルをしている．サロンで施行したことはなく，いつも自分で2週間毎に行っていた．

↓

ジェルネイルをしていた爪周囲の皮膚炎は生じていなかったが，ジェルネイル部分の爪甲剥離が生じていた．

↓

初診時にジェルネイルを除去するよう指導したところ，1週間後再診時には皮膚炎は軽快し，爪甲剥離も軽快した．

ポイント

この症例は一般の方が自身でジェルネイルを行ったケースである．

・爪周囲にアレルギー性接触皮膚炎を生じる場合：

未重合のアクリル樹脂が爪周囲に付いていたり，塗り方が下手で光照射も十分でなかったりすることが多い．

・爪周囲には皮膚炎がなく，眼周囲，頸部，口唇に生じる場合：

塗り方は良いが，未重合のアクリル樹脂が爪甲下に残っていたり，光照射が十分でなかったりすることがある．指で触る部位にアレルギー性接触皮膚炎をおこす．

＊ジェルネイルに使用される合成樹脂は歯科治療や整形外科領域の治療にも使用されるため，アレルギーを生じた症例に対してはこれらの治療を受ける際に申し出るように指導することも重要である．

監修：鈴木 加余子先生，松永 佳世子 先生

知っておこう③：ジェルネイル施術 安全性の検証

　松永佳世子先生（藤田医科大学医学部アレルギー疾患対策医療学講座教授／SSCI-Net 理事長）の指導のもと，感作されたジェルネイル製品を爪のみに適切に装着し重合することで皮膚炎が生じないかの検証を行った．

検証の方法

施術方法およびジェルネイル製品の選択

・施術を行う部位は，左手（利き手でない側）爪5本とする．ネイルケアおよびプレパレーション（ジェルネイル装着の前処理）を行った後に，ジェルネイルの装着〜光照射〜仕上げまでを適切に行う．

ジェルネイル装着の内訳は以下の通りである．

(1) 左手親指⇒陽性反応のカラージェル（白）

(2) 左手示指⇒陽性反応のカラージェル（白）

(3) 左手中指⇒陰性反応のジェル（ベース・トップ）

(4) 左手薬指⇒陽性反応のジェル（ベース・トップ）

(5) 左手小指⇒陽性反応のジェル（ベース・トップ）

＊陽性反応成分：2-ヒドロキシプロピルメタクリレート

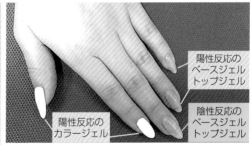

陽性反応のベースジェル トップジェル

陰性反応のベースジェル トップジェル

陽性反応のカラージェル

装着後の状態

検証過程

① 事前の手指および爪の状態を確認後，陽性反応の成分を含むジェルネイルを装着

② 装着直後の状態の確認

③ 6時間経過の状態の確認

④ 24時間後の状態の確認

⑤ 48時間後の状態の確認

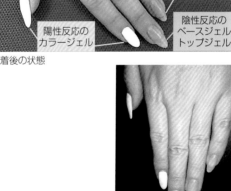

ジェルネイル装着後 48時間経過

検証の結果

感作された樹脂(ジェルネイル)を皮膚に付着せず，爪にのみ装着し，さらに適切な光照射を行い，樹脂を適切に重合（未重合の樹脂がない状態）した結果，今回の検証では皮膚炎等は生じなかった．

松永先生のご指導のもと，ジェルネイルでアレルギー陽性反応を生じたネイリストの方にご協力いただき，ジェルネイル施術の検証を実施できたことは大変有意義であった．今回の検証結果が，ジェルネイルによる皮膚トラブル等を防ぐ安全性の検証の一助になることを期待したい．

監修：萩原 直見 先生，松永 佳世子 先生

索引

編者略歴

福田　知雄（ふくだ　ともお）

所属・役職：埼玉医科大学総合医療センター皮膚科 教授
学歴：1987 年　慶應義塾大学医学部卒業
職歴：1987 年　慶應義塾大学医学部皮膚科入局
　　　1989 年　国立東京第二病院皮膚科出向
　　　1991 年　慶應義塾大学医学部皮膚科助手
　　　1994 年　杏林大学医学部皮膚科助手，2004 年から同講師
　　　2015 年　東京医療センター皮膚科医長
　　　2016 年　埼玉医科大学総合医療センター皮膚科教授　現在に至る
専門分野：皮膚真菌症，皮膚腫瘍
専門医，指導医：日本皮膚科学会認定専門医，指導医
所属学会：日本皮膚科学会（東京支部代議員），日本医真菌学会（理事），
　　　　　日本臨床皮膚科医会，日本皮膚外科学会，日本皮膚悪性腫瘍学会など

エキスパートが語る
医療従事者・ネイリストが知っておくべき爪のケア・治療

2020 年 4 月 20 日　　初版　第 1 刷発行
2023 年 7 月 19 日　　初版　第 2 刷発行

編　者　　　福田　知雄
発行人　　　土屋　徹
編集人　　　小袋朋子
発行所　　　株式会社Gakken
　　　　　　〒 141-8416 東京都品川区西五反田 2-11-8
印刷・製本所　図書印刷株式会社

●この本に関する各種お問い合わせ先
　本の内容については，下記サイトのお問い合わせフォームよりお願いします.
　　https://www.corp-gakken.co.jp/contact/
　在庫については　Tel 03-6431-1234（営業）
　不良品（落丁，乱丁）については　Tel 0570-000577
　　学研業務センター　〒 354-0045 埼玉県入間郡三芳町上富 279-1
　上記以外のお問い合わせ　Tel 0570-056-710（学研グループ総合案内）